INGEBORG WOLLSCHLÄGER hat dreißig Jahre als Krankenschwester gearbeitet, davon zwanzig Jahre in einer Notaufnahme. Mit ihrem Blog »notaufnahmeschwester«, unter anderem nominiert für den Grimme Online Award 2016, erreicht sie über 400.000 Leser. Sie ist verheiratet, hat drei Söhne und kocht gerne Suppe.

Besuchen Sie uns auf www.penguin-verlag.de und Facebook.

Inhalt

Vorwort 9

Moment mal – Wer schreibt hier eigentlich? 13
   In diesem ehrenwerten Haus – Meine Zeit als
   Schwesternschülerin 15
   Meine Anfänge in der Notaufnahme 29

Vor der Notaufnahme – Bitte warten! 35
   Guten Tag, wie kann ich Ihnen helfen?
   Elf Regeln für das Ankommen in
   der Notaufnahme 35
   Im Wartezimmer. 46
   Der Erstkontakt. 51
   Der Scan-Blick der Notaufnahmeschwester . . . 54
   Sind Sie hier die Schwester? Die acht häufigsten
   Reaktionen auf meinen Beruf 61
   Selfempowerment 67
   Die lieben Angehörigen 73

In der Notaufnahme – Treten Sie ein! 79

Ein ganz normaler Tag in der Notaufnahme . . 80

Der Nocebo-Effekt – oder wie man mit
Patienten spricht 87

Die lieben Patienten 97

Geschichten aus Saufnasenhausen 115

Meine vier Sternstunden der alternativen
Heilmethoden 156

Die Glocke der Achtsamkeit 159

Der Schattenwolf 163

Die lieben Kollegen 165

Beschwerdemanagement 183

Deeskalation 190

Ausgänge aus der Notaufnahme 193

Sterben in der Notaufnahme 194

Den Patienten eine Stimme geben 202

Wie man die Schicht überlebt –
und alles andere auch 207

Der Spagat zwischen Schicht und Privatleben
in sieben getesteten Schritten 208

Humor ist, wenn man trotzdem lacht 212

Zwölf Motivationsschübe 215

Dienstbesprechungsbullshitbingo 218

Stadt, Land, Fluss 221

Das Laberglas 222

Die gestaltete Mitte 224

Pause 227

Kultur................................. 228

Epilog – And now her watch is ended 233
    Acht Erkenntnisse aus meiner Zeit in
    der Notaufnahme 237

Dank – Die anderen sind das weite Meer........ 245

Sollte diese Publikation Links auf Webseiten Dritter enthalten, so übernehmen wir für deren Inhalte keine Haftung, da wir uns diese nicht zu eigen machen, sondern lediglich auf deren Stand zum Zeitpunkt der Erstveröffentlichung verweisen.

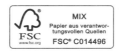

Verlagsgruppe Random House FSC® N001967

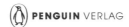

PENGUIN und das Penguin Logo sind Markenzeichen
von Penguin Books Limited und werden
hier unter Lizenz benutzt.

2. Auflage 2020
Copyright © 2020 Penguin Verlag, München,
in der Verlagsgruppe Random House GmbH,
Neumarkter Str. 28, 81673 München
Umschlag: Favoritbüro
Umschlagmotiv: © Alexander Trou / Shutterstock,
© amesto / Shutterstock
Redaktion: Birthe Vogelmann
Satz: Vornehm Mediengestaltung GmbH, München
Druck und Bindung: GGP Media GmbH
Printed in Germany
ISBN 978-3-328-10480-3
www.penguin-verlag.de

Dieses Buch ist auch als E-Book erhältlich.

INGEBORG WOLLSCHLÄGER

Die Notaufnahme-schwester

Ein ALLTAG zwischen LEBEN, TOD und WAHNSINN

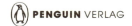

Vorwort

Liebe Leserinnen und Leser,

nach über zwanzig Jahren in der Notaufnahme ist mir nichts mehr fremd. Ich habe genauso viele umwerfend berührende Momente wie äußerst brenzlige Situationen erlebt, in denen man eine Tüte Kabelbinder griffbereit haben musste. Wozu, fragen Sie? Als Handschellenersatz für die Polizei, denn in der Notaufnahme landen auch immer wieder höchst unberechenbare Zeitgenossen. Emotionale Achterbahnfahrten von lustig über traurig und schrecklich bis rührend schön stehen auf der Tagesordnung. Einsteigen, bitte! Heute mit Extralooping! Wir erleben hier alles, was das menschliche Leben zu bieten hat: Skurriles, Tragödien, wahre Liebe. Und dabei bleiben wir stets eins: ruhig. Wie lächelnde Stewardessen und Stewards im voll besetzten Flieger nach Malle bewegen sich die Schwestern und Pfleger zügig, aber mit nahezu buddhistischer Gelassenheit durch die Flure des Krankenhauses.

Ich bin inzwischen aus dem Flugzeug ausgestiegen und blicke in Dankbarkeit auf die Jahre dort zurück. Sie haben mich so unendlich viel über das Leben gelehrt – auch über mein eigenes. Trotz des hohen Stresspegels hatte ich reichhaltigen Spaß mit den Kollegen und Patienten. Ich habe in dieser Zeit auch jede Menge Fehler gemacht und bin an ihnen gewachsen. Und trotz der mannigfaltigen Schwierigkeiten im Gesundheitswesen habe ich meinen Job geliebt. Denn der Zauber dieses Berufs liegt nach wie vor in der Begegnung mit unserem »Nächsten«.

Es ist immer heikel, über die Arbeit in einem so sensiblen Bereich zu schreiben. Deshalb bleiben alle erwähnten Personen, wie Patienten, Ärzte und Kollegen, auch anonym. Kein Außenstehender kann sich ein komplettes Bild davon machen. Die einen denken: »Na, das könnte ich auch, das bisschen pflegen und hegen.« Den Nächsten schwebt die sexy Krankenschwester aus einem Erotikfilm vor. Andere möchten einem den Heiligenschein aufpolieren. Und natürlich kommt immer jemand um die Ecke, der erzählt, was dem Neffen der Cousine zweiten Grades Schlimmes passiert ist, und der deshalb meint zu wissen, wie es in der Notaufnahme läuft. Tut er aber nicht. Kann er gar nicht.

Wer könnte Ihnen, liebe Leserinnen und Leser, einen besseren Einblick in den Alltag einer Notaufnahme geben als jemand, der über zwanzig Jahre dort gearbeitet hat? Daher möchte ich Sie gern mitnehmen.

Normalerweise müssten Sie krank sein, um exklusive Einsicht zu erhalten. Nur dort – hinter verschlossenen Türen – wären Sie live dabei. Der Preis: Sie wären ein Notfall. Und wer will das schon? In diesem Buch bekommen Sie ganz ohne Vollkörpereinsatz eine Führung. Folgen Sie mir bitte und seien Sie unerschrocken.

Moment mal –
Wer schreibt hier eigentlich?

Vor knapp 21 Jahren begann ich in einer interdisziplinären Notaufnahme zu arbeiten. Aber eigentlich fing alles schon viel früher an.

An einem Samstag kurz vor Weihnachten wurde ich bei minus 31 Grad geboren. So war ich es von Anfang an gewohnt, es mir von innen schön warm zu machen. Das kann sehr hilfreich im Leben sein. Dieses »innere Feuer« wärmt mich in Krisenzeiten, wappnet mich gegen Kälte von außen und schirmt mich ab, wenn mir jemand böse kommt. Meistens zumindest.

Als Pfarrerskind wuchs ich in großen Pfarrhäusern mit noch größeren Gärten auf – mit dem unerschütterlichen Kinderglauben, dass jemand »ganz Großes« auf mich aufpasste, mich beschützte und begleitete.

Das erste Haus, an das ich mich erinnere, war ein ehemaliges Schulhaus. Darin lebten wir, während das Pfarrhaus renoviert wurde. Im Erdgeschoss staubten

die verlassenen Schulbänke vor sich hin. Es gab Plumps-
klos auf dem Schulhof, vor denen wir uns so gruselten,
dass wir sie nie betraten. Im Winter zog es in unserem
neuen Zuhause wie Hechtsuppe. Im Frühjahr und Sommer saßen die Tauben vor dem Kinderzimmerfenster in
der hohen, alten, knarrenden Tanne und gurrten mich
in den Schlaf. Ich habe es geliebt, mein Zuhause.

Es gab jede Menge Streuobstwiesen um das kleine
Dorf herum, deren Erzeugnisse im Herbst direkt in Flaschen abgefüllt wurden. Apfelsaft in Hülle und Fülle.
Voll bio, als noch keiner davon sprach. Einen Fernseher hatte der Nachbar. Dort saßen wir donnerstags und
schauten *Wickie und die starken Männer*. Mehr Multime-
dia gab es nicht.

Gespielt wurde auf der Straße. Wenn wir Hunger
hatten, besuchten wir eine der Nachbarinnen, die vom
riesigen Laib Brot, an die bunte Kittelschürze gedrückt,
eine dicke Scheibe abschnitt. Sie wurde dann dick mit
Butter bestrichen und mit Salz bestreut.

Dieser Lebensanfang ist mein Fundament. Das Geschenk einer glücklichen Kindheit ist nicht jedem gegeben. Ich halte es tief in meinem Herzen verankert, und
es trägt mich durch mein Leben.

Was hätte ich nicht alles werden können: Bäuerin
(das lag nahe – hallo Landleben) oder Rockstar – wir
gaben regelmäßig Konzerte und schmetterten Songs
in eine Bürste hinein. Erzieherin? Ich machte ein Praktikum im Kindergarten und liebte die Kinder – aber

abends klingelten mir die Ohren. Und nach einem Praktikum im Krankenhaus wusste ich es: Hier konnte ich mich mit den Menschen unterhalten. Sie konnten mir sagen, wo es wehtat und was sie möglicherweise brauchen würden. Ich empfand das als enormen Vorteil im Vergleich zu den Kindern, die in Tränen ausbrachen, weil das Ketchup nicht genau in der Mitte des Tellers platziert wurde. Kleine Handreichungen – selbst von mir als Praktikantin – konnten das Wohlbefinden des Einzelnen spürbar steigern. Auch das gefiel mir: Erfolge wurden mitunter schnell sichtbar. Vor allem aber dankten meine Ohren es sehr. Und dann dieses aufregende Miteinander der einzelnen Bereiche: die lustigen Mitarbeiter in der Röntgenabteilung, die spendablen Damen im Labor, die immer eine kleine Süßigkeit parat hielten. Die Ärzte, die so unfassbar erhaben und erwachsen wirkten. Ich konnte mir gut vorstellen, Teil dieser Gemeinschaft zu werden. Hier würde ich Heimat finden.

In diesem ehrenwerten Haus – Meine Zeit als Schwesternschülerin

Ich begann meine Ausbildung in einem kleinen Landkrankenhaus. Ich lernte in diesem christlich geführten Haus alles, was ich fürs Krankenschwesternleben wissen musste, und noch viel mehr: Krankenpflege in Theorie und Praxis ebenso wie Singen am Morgen –

was mich immer noch zerrüttet, sollte heute einer in meiner Gegenwart morgens singen. Wir lernten zu »spuren«, und vor allem lernten wir, mit Repressalien umzugehen. Krankheitslehre und Sockenordnung standen fast gleichberechtigt auf dem Stundenplan. Außerdem hatten wir Verbandslehre bei der gestrengen Schulschwester und Medikamentenkunde beim örtlichen Apotheker, der einen Strickpullover mit dem Motiv einer im Kessel rührenden Hexe trug. Wir feierten ihn sehr. Wir lernten Gesprächsführung und Duckmäusertum, was sich keinesfalls ausschloss. Wir lernten fürs Leben. Dazu trugen wir Tracht mit Streifen, die bei näherer Betrachtung Augenflimmern erzeugte und jeden Epileptiker sofort getriggert hätte. Auf dem ordentlich zusammengebundenen Haar thronte eine Haube. Wir Schwesternschülerinnen falteten sie zum Verdruss der Oberin winzig klein und befestigten sie als Zeichen der »Aufsässigkeit« mit bunten Spangen am Haar. Die Oberin war streng und geradezu unerbittlich. Aber sie hatte auch ein großes Verständnis für die Wendungen, die das Leben manchmal nahm. So pflegte sie zu sagen: »Lieber ein Kind auf dem Kissen als eines auf dem Gewissen.« Denn obwohl strenges Männerverbot im Schwesternwohnheim herrschte, gab es alle Jahre wieder eine »Jungfrauenschwangerschaft«. Sie hielt dann immer zu den jungen Frauen.

Das blieb mir zum Glück erspart, aber dafür lernte mein damaliger Freund das An- und Wegschleichen, noch bevor er bei der Bundeswehr eintrat. Es war sehr aufregend. Nervenkitzel – nicht nur der Liebe wegen, sondern auch angesichts der ungeheuren Gefahr, erwischt zu werden. Welche Schmach mir dann gedroht hätte – darüber wollte ich lieber erst gar nicht nachdenken und ließ mir meine Angst sofort »wegknutschen«.

Wohnen zu Hause war nicht erlaubt. So wohnten alle Schülerinnen zusammen. Nur den wenigen Pflegeschülern war es vergönnt, dort zu wohnen, wo sie wollten. Gleichberechtigung? Ich bin mir nicht sicher, ob man in der kleinen Stadt überhaupt schon mal davon gehört hatte. Wer hier lernen wollte, wohnte hier. Aus. Bloß für Männer galt das eben nicht.

Man stelle sich vor: Ein ganzes Haus voller Mädels mit unterschiedlichstem Background, die plapperten, stritten, lachten oder sangen. Irgendwo plärrte immer ein Radio. Zettel mit »Achtung, wir haben Nachtdienst – bitte Ruhe« hingen an einzelnen Zimmertüren und wurden geflissentlich übersehen. Es war wie bei *Hanni und Nanni*. Oder wie auf einem Hühnerhof. Es war sehr lustig und sehr anstrengend zugleich.

Wer großes Glück hatte, bekam ein Einzelzimmer. Der Rest wohnte in Zweierstuben auf achtzehn Quadratmetern. Waschbecken im Zimmer, Dusche und Toilette auf dem Gang. Im Jahr unseres Examens pflasterte ich die Wände der Kloräume mit Seiten voller Lehrstoff. So konnte man praktischerweise gleich mehrere »Geschäfte« gleichzeitig erledigen. Wenn man von »Blut:

Zusammensetzung und Eigenschaften« genug hatte, zog man eine Toilette weiter zu »Die Niere – Anatomie, Funktionen und mögliche Erkrankungen«.

Am Ende des Stockwerks residierte eine der altehrwürdigen Schwestern, den kleinen grauen Dutt unter der Haube versteckt. Mit festem Trippelschritt schaute sie immer nach dem Rechten und Linken. Sie rügte gerne und viel. »Schwestern«, ermahnte sie uns beispielsweise, wenn wir abends kichernd auf dem Balkon saßen. Sie nannte uns Schwestern, obwohl wir es ja faktisch noch gar nicht waren. »Schwestern. Bitte leiser! Das schallt weit ins Krankenhausgelände hinein!«

Die etwas Individuelleren unter uns bekamen mächtig Ärger wegen bunter Socken und roter Haare. Individualität wurde hier nicht geschätzt. Eine gute Schwester zeichnete sich durch keinerlei Eigenheiten aus. Schwarmdummheit – oder die Kunst, nicht aufzufallen – war mir leider schon damals nicht gegeben. Manche von uns wurden hier zu Kämpferinnen. Das Leben wäre einfacher gewesen, hätten wir uns angepasst. Trotzdem begriffen wir hier schnell, wie unklug es war, ehrlich zu sein. Antworten wie »Nein, das habe ich noch nicht erledigt« brachten einen nicht weiter. Es folgten stets lange, unschöne Gespräche über Faulheit sowie die Bitte, sich am Liebling der Station ein Beispiel zu nehmen, gekrönt von einer schlechten Beurteilung. Wir verstanden das Prinzip binnen kürzester Zeit und sagten fortan freudig: »Aber natürlich«, oder: »Ich bin gerade dabei« – und machten es dann geschwind. So wie eben all die anderen »Schlauen«. Die Welt wollte und will belogen werden. So strahlten wir bald ebensolche Kompetenz und Fleiß aus wie die Lieblinge der Schicht.

Manche von uns kriegten immer wieder mächtig Ärger wegen ihrer »liederlichen« Kleidung. Bunte Socken, die Schwestern-Brosche nicht auf Kehlkopfhöhe, sondern ein oder zwei Knopflöcher tiefer angesteckt, gefärbte Haare, Schminke – Gott bewahre! Die Schulschwester war bei diesem Anblick einem Ohnmachtsanfall nahe. Wahlweise schäumte sie vor Zorn. Sie brachte uns mit unerbittlicher Strenge alles Wichtige bei, war kompetent und akkurat bis zur adrett gefalteten Schwesternhaube. Manchmal, wenn ich viele Jahre später einen Verband anlegte, hörte ich immer noch ihre Stimme im Ohr. Sie hatte in vielem recht und brachte uns ein Wissen bei, das heute so nicht mehr gelehrt wird. Ja, wir haben viel gelernt bei ihr. Jahre später habe ich meine Schüler mit diesem schulschwesterlichen Wissen aus den »alten Zeiten« genervt, gefördert und sehr viel weitergebracht. Sagen wir mal so: Schülerinnen und Schüler, die durch »meine Hände« gingen, wissen, dass das Grundgelenk bei einem Verband *immer* mit eingewickelt wird. Und dass Keime sich über ein »Pfffff« mit der Desinfektionsmittelflasche kaputtlachen. »Immer erst mechanisch, dann chemisch!«, höre ich die Schulschwester heute noch sagen. Das gab ich weiter. Und noch vieles mehr.

Damals gab es ausschließlich »geteilten Dienst«: von 7 bis 13 Uhr, dann Mittagspause und wieder Dienst von 16 bis 19 Uhr. Ein Traum für jeden Ökonomen heutzutage. Personal fast rund um die Uhr. Immer da. Dazu gab es gemeinsame Mahlzeiten für die gesamte Schwesternschaft. Immer mit Morgenandacht – quasi Spiritualität zum Aufwachen – und immer mit Lied. Da waren Schul-, Ober- und Stockwerksschwester unerbittlich. Und wir waren morgens oft schon leicht vergrätzt, bevor die Sonne überhaupt aufgegangen war. Mit diesen somnambul gesungenen Liedern, die wir mit zwei Stimmen aus dem Effeff beherrschten, zogen wir einmal im Monat über sämtliche Stationen im Krankenhaus und sangen vor den Krankenzimmern. Vorneweg die Schulschwester mit der Gitarre. Wir, die Schwesternschülerinnen, hintendran. Und sosehr es damals nervte: Es war schön! Heute wäre das undenkbar. Effizienz – ja, Seelenpflege – wo denken Sie hin?

Dann wurde irgendwann der Schichtdienst eingeführt. Welche Aufregung. Neue Zeiten in alten Häusern. Heimlich träumten wir von Hosen und Kasacks – ein Wunsch, der sich in diesem Krankenhaus erst Jahre später erfüllen sollte. Endlich mal zwischendurch ausschlafen. Frühschicht von 6 bis 14 Uhr, Spätdienst von 13.30 bis 21.30 Uhr. Der Nachtdienst, den wir als Schülerinnen nur eine Woche in der Ausbildung hatten, begann um 21 Uhr und endete nach der Übergabe um 6.30 Uhr. Nach einem Frühdienst und einem Spätdienst am nächsten Tag hatte man fast einen geschenkten Tag dazwischen. Zumindest kam es uns damals so vor. Dass die Nacht bei einem Wechsel von Spät- auf Frühdienst kurz ausfiel, vergaßen wir. Wir waren jung. Wir kümmerten uns kein bisschen um Schlafdefizite. Die Oberschwester beobachtete diese Veränderung mit gemischten Gefühlen. Es war, als würde sich die gute alte Zeit langsam, aber sicher auflösen.

Doch in anderen Bereichen hielten sich die althergebrachten Vorgehensweisen hartnäckig: Einmal fiel meine Freundin und Kurskollegin vom Pferd und lag mit einer Gehirnerschütterung in »unserem« Krankenhaus. Ich erinnere mich an den Aschenbecher im XXL-Format auf dem Tisch im Vierbettzimmer. Sie lag dort drei Tage, dann war sie geheilt. Röntgenbild? Wozu denn? CT? Das haben wir nicht! Wird schon wieder werden. Und siehe da: Es wurde wieder.

Die Waschschüsseln aus Plastik wurden stundenlang in Desinfektionsbrühe eingeweicht. Das war Aufgabe der Schüler – nie hat sich eine examinierte Kraft in diese Räumlichkeiten verlaufen. Genauso wie es unser Job war, Betten und Nachttische mit Desinfektionsmittel zu reinigen – mitunter auch mittels einer Zahnbürste, wenn das strenge Stationsschwesternsauge es für nötig erachtete (oder dich nicht leiden konnte). Hier habe ich auch die hohe Kunst des Bettenbeziehens gelernt. Gnade dir Gott, wenn die Ecken der Kissen nicht richtig gefüllt waren! »Lehrjahre sind keine Herrenjahre«, erkläre ich heute im Duktus der alten Schwesternschaft, wenn sich Schüler beschweren, dass sie die Medikamentenschränke kontrollieren und auswaschen sollen. Diese Unmenschlichkeit aber auch. Als es damals irgendwann eine Bettenzentrale gab, atmeten wir auf.

Wir waren gefühlte Stunden mit Eis- und Heißbehandlungen zugange. Die wurden bei beginnenden Druckgeschwüren durchgeführt. Stundenlang hantierten wir mit Eiswürfeln und Föhn an dicken und dünnen Popos. Andere Wunden wurden mit Zucker oder Blutegeln behandelt. Ein Trend, der gerade wieder aufflammt, aber heute kaum machbar ist, denn damals hatten wir mehr Zeit für die Patienten. Ich bin nicht böse drum. Das Blutegelgeschäft war mir zuwider.

Die Blumenpflege auf der Gynäkologie war mein nächster persönlicher Horror. Jeden Abend wurden alle Sträuße vor das Zimmer der Wöchnerinnen gestellt. Dann sah der Flur wie ein Wochenmarkt in Holland aus. Morgens neues Wasser, gammelige Blumen aussortieren. Rein in die gute Stube der glücklichen Mütter. Stunden waren wir damit zugange. Nach dem dreimonatigen Einsatz auf der Gyn war ich perfekt in Bettenmachen und Blumenpflege. Dinge, die mir heute im Leben wahnsinnig durch den Tag helfen. Nicht.

Männer waren damals eher selten in der Pflege. Die einen waren cool und arbeiteten in der Anästhesie oder im OP. Die anderen waren es nicht. Sie trugen gerne einen Kamm in ihren Taschen – da, wo wir Kulis und

Schere aufbewahrten –, um sich vor Betreten des Kran-
kenzimmers schnell noch durchs leicht fettende Haar
den Scheitel zu ziehen. Die Witze der coolen männlichen Kollegen waren derb und gingen an die Schmerzgrenze. Außerdem waren sie nie da, wenn man sie
brauchte. Aber man fand sie leicht: Immer dem Ta-
bakgeruch und den lauten Stimmen nach. Da saßen sie
dann in den Besucherecken und spielten Karten mit den
Patienten. Auch das hat sich geändert.

Meine erste Dauerwelle sparte ich mir in dieser Zeit
mühsam vom kargen Lohn ab. Er war noch karger
durch den Abzug von Zwangswohnen, -essen und -trin-
ken. Es blieben uns so um die 200 Mark im ersten Lehr-
jahr. Aber wo hätten wir es auch ausgeben sollen? Die
Stadt war winzig, die Eisdiele hatte nur im Sommer auf
und die Disco ausschließlich am Wochenende. Da war
die Dauerwelle mit 120 Mark das Teuerste, was ich mir
in dieser Zeit leistete. Ich sah aus wie ein Schaf. Ich war
sehr unglücklich.

Wenn ich mir heute Geschichten von den Schülern
anhöre, stelle ich fest: Beliebigkeit und Unverbind-
lichkeit gab es damals nicht. Kein Herausreden. Kein
Schwänzen von unliebsamen Aufgaben. Kein unnötiges
Diskutieren. Es war ein bisschen wie bei Frau Holle. Wir
wurden dazu erzogen, das Apfelbäumchen abzuernten,
wenn es reif war. Dieser Pragmatismus steckt heute
noch in vielem, was ich tue. Man kann diskutieren, aber
davon wird die Arbeit nicht weniger. So einfach ist das.

Wir haben zusammengelebt und -gearbeitet, ähnlich wie in einer Familie – inklusive nervtötender Tante und merkwürdigem Onkel. Und so anstrengend das auch sein kann: Es war mir trotz alledem ein Anker und ein Kompass. Etwas, das es heute selten gibt. Obwohl es genau das ist, wonach die Menschen immer noch und immer wieder dürsten. Wenn es fehlt, kann das sehr unglücklich machen.

Wie in einer anderen Zeit

Manchmal erzählen mir heute die Schüler und Schülerinnen von ihren Außeneinsätzen. Wie es da so war – in der Kinderklinik, Psychiatrie oder Sozialstation. »In welche Haushalte du da kommst – das kannst du dir nicht ausdenken!«, enden ihre Beschreibungen dann oft mit leichtem Erschaudern. Doch, kann ich. Ich war auch mal als Schülerin mit der Gemeindeschwester unterwegs. Ich war ein bisschen neidisch auf einige meiner Kollegen, die bequem mit dem Fahrrad durch die kleine Stadt von »Zuckerspritze« zu »Zuckerspritze« der Diabetiker fahren konnten, während ich auf dem Land eingesetzt war. Sie schoben eine vergleichsweise ruhige Kugel. Ich knechtete mich durch die Tage. Während meine Kurskollegen in der Gegenwart blieben, machte ich auf dem Land einen Zeitsprung. Denn die Zeit schien für manch einen der ländlichen Bevölkerung tatsächlich stehen geblieben zu sein.

Auf »meiner« Tour bekam ich bereits deutlich den

demografischen Wandel zu spüren. Die Kinder hatten teilweise ihre Höfe aufgegeben, um in der Stadt zu arbeiten. Und die, die blieben, hatten keine Zeit, sich um die Altvorderen zu kümmern. Waschen, pflegen und hegen wurde in andere Hände gelegt – in unsere. Geheizt wurde größtenteils mit Holz, das die Kinder oder Enkel hoffentlich rechtzeitig und in ausreichender Menge zuvor gehackt hatten, damit die Oma nicht frieren musste. Viele hatten keine Badezimmer, und in den Betten türmten sich die Plumeaus über gusseisernen Wärmflaschen. Die Häuser waren nie isoliert. Es zog durch alle Ritzen und an allen Ecken und Enden. Vor den Türen standen immer kleine Schüsselchen mit Milch für die vielen Katzen, die überall herumstreunten.

Ich kam auch in das Haus von Christian und seiner Schwester Anna. Sie wohnten außerhalb des Ortes in einem kleinen Gehöft. *Drei Haselnüsse für Aschenbrödel* in Miniatur. Solche Häuser kann man heute in Freilandmuseen bestaunen. Das Haus der beiden hätte man sofort ab- und dort gleich wieder aufbauen können. »Ländliches Wohnen um 1900«, würde auf einem kleinen Schild am ehemaligen Misthaufen vor der Tür stehen.

Immer mittwochs hatten wir dort einen Termin zur Körperpflege. Der Flur war mit blau-weißen Kacheln gefliest. Rechts führte eine Tür in die Wohnstube der beiden. Darin stand ein Tisch mit Bänken drum herum. Die Wände waren mit gemalten Mustern geschmückt.

In der Mitte ein aus Korb geflochtener Stuhl, der mich an den Rollstuhl der gelähmten Klara aus *Heidi* erinnerte. Er hatte keine Rollen, dafür aber ein Loch in der Mitte, das die Familie hineingesägt und die Sitzgelegenheit so zum Toilettenstuhl umfunktioniert hatte. Aufgefangen wurde alles in einer orangefarbenen Rührschüssel, die man praktischerweise direkt auf dem Misthaufen vor der Tür entleeren konnte. Es gab eine riesige Wurzelbürste zum Saubermachen – wobei es gut war, »erst damit das Gebiss zu reinigen und dann die Rührschüssel«, wie die Gemeindeschwester sagte.

Die 88-jährige Anna schlief in einem Bett aus Stroh direkt vor dem großen Kachelofen, der sich mitten in der Stube befand. Plumeaus gab es auch hier in großer Anzahl. Es war bestimmt kalt in der Bude, wenn ihr 91-jähriger Bruder abends nicht mehr heizte. Zwischen die rauen Leinenlaken verirrte sich hin und wieder eine Maus und verstarb dort. Vielleicht wollte sie sich in der Strohunterlage ein Nest bauen. Sie wurde am Schwanz gepackt und ebenfalls auf den Misthaufen geworfen. Da waren wir nicht zimperlich. Christian schlief im hinteren Teil der Stube.

Kleine Fenster ließen nur wenig Licht herein. Eine wunderbare technische Neuerung gab es immerhin: die Steckdose – die einzige im Haus –, an die der Kühlschrank angeschlossen war. Auf dem Kühlschrank lag griffbereit ein Rasierer. Christian mochte es sehr, rasiert zu werden. Der Mittwoch war sein Glückstag. Da stand er früh auf und ging in die Küche, die am Ende des kurzen Flurs zu finden war. Ein riesiger Holzofen stand da. Ein Tisch und zwei Stühle, dazu ein kleines Regal. Ein Waschbecken aus Emaille mit der einzigen Wasserstelle. Töpfe und Pfannen hingen an der Wand. Dort schürte er den Ofen an, damit mittags, wenn wir kamen, das Wasser warm war, das in zig verschiedenen Töpfen vor sich hin simmerte. Hinter der Küche ging es weiter zur Backstube. Dort stand der Holzbackofen. Riesengroß – wie in dem Kinderbuch *Die Abenteuer des starken Wanja*. Es war eine fremde und unwirkliche Welt, die wir da betraten. Selbst für mich, die ich auf dem Land groß geworden war.

Ins Altenheim zu ziehen, wo sie es bequemer gehabt hätten, war für Christian keine Alternative. Nie würde er dahin ziehen. Nie! So kümmerte er sich um seine aggressive und demente Schwester, ließ zweimal die Woche den Neffen herein, der etwas zu essen brachte, und freute sich auf Mittwoch, wenn wir zum Waschen kamen. Das Wasser wurde in fünf Waschschüsseln umgefüllt, von denen jede ein Loch oder einen Riss hatte. Durch eine geschickte Art der Stapelung lief jedoch nichts aus. Eine neue kaufen? Warum? Ging doch auch so! Anna zeterte wild bei der Körperpflege, um danach zufrieden in ihr aufgeschütteltes Bett zu sinken. Der Stecker des Kühlschranks, welcher mehr als mickrig befüllt war, wurde herausgezogen, um den Rasierer einzustecken. Beleuchtet wurden wir dabei von einer

25-Watt-Glühbirne, die schmucklos von der Decke baumelte. Es war Improvisation pur.

Dieses Leben machte mich stellenweise fassungslos. Wie konnte man nur so wohnen? Aber sie wollten es so. Sie waren zusammen. Sie waren es so gewohnt. Gute alte Zeit und so. Was sie wohl den ganzen Tag machten? Wie gerne wäre ich da mal Mäuschen gewesen – aber bitte ohne zwischen den Laken platt gedrückt zu werden.

Es gab eine schiefe Treppe ins Obergeschoss. Einmal wagte ich mich da hinauf. Christian gab mir auf den Weg mit, vorsichtig zu sein. Er wisse nicht, ob die Balken noch halten würden. Auf dem Dachboden standen wunderschöne Intarsienschränke. In einer Ecke stapelten sich Klatschzeitungen. *Das goldene Blatt* staubte neben der *Neuen Post* vor sich hin. Die Jahrgänge fingen lange vor meiner Geburt an und hörten Ende der 70er-Jahre auf. Ich durfte mir welche mitnehmen. Es war der Wahnsinn.

Im Schwesternwohnheim las ich mich durch die Liebe von Cindy und Bert, die damals heirateten. Die spätere Königin Schwedens, Silvia Sommerlath, und Carl Gustaf lernten sich kennen und lieben. Es war herrlich. Von diesem Wissen profitiere ich heute noch im Gespräch mit alten Menschen. Spätestens in dieser Zeit lernte ich auch, quasi am eigenen Leib, was Demut heißt, wenn ich abends unter der heißen Brause stand, anschließend in mein gut beleuchtetes Zimmer zurückging und die Heizung noch ein bisschen höher drehte.

Nach dieser Ausbildung konnte mir niemand mehr was. Als Erstes arbeitete ich in der Neurochirurgie, bevor ich für mehrere Jahre in die Dialyse wechselte. Und dann trieb mich »das Leben« in die Notaufnahme. Mehreren Zufällen geschuldet, fing ich in dem Jahr dort an zu arbeiten, als Lady Diana tragisch starb.

Meine Anfänge in der Notaufnahme

Gott – was war das alles aufregend! Krankheiten aller Art, Unfälle, abgeschnittene Finger, Herzinfarkte und Schlaganfälle, Nierenkoliken und Brandwunden. Kollegen, die alle mehr als cool waren und die nichts aus der Fassung zu bringen schien. Hammer! Das wollte ich auch. Ein Notfall – immer her damit. Ich bin bereit.

An meinem ersten Tag schob man mich in den Noteingriffsraum für kleinere Operationen. Da störte ich keinen. Ich schaute voller Ehrfurcht einem Arzt zu, der einen zerbröselten Finger, der zuvor in einem Mahlwerk herumgefummelt hatte, mit Bedacht, Anmut und Können schiente, verdrahtete und verarztete.

»Gib mir mal die Knochenraspel!«

»Knochenraspel?«

»Knochenraspel. Schrank auf. Da liegt sie. Bauchhöhe.«

Schrank auf, Bauchhöhe. Ein Dutzend Geräte, die ich bis dato noch nicht kannte. Woher auch. Ich war nach

Jahren in der Dialyse die Heldin der Venenpunktion und in der Lage, vielerlei Geräte zu bedienen. Ich konnte die verschiedensten Filter unterscheiden und wusste, was ein Transmembraldruck ist. Aber eine Knochenraspel? Ich kann mich noch an den Schauer bei diesem Wort erinnern. *Knochenraspel!* Das klang nach Mittelalter. War es das hier? Oder das dort? Ich hob alle Gerätschaften nacheinander aus dem Schrank. Der Arzt seufzte leise. Weil er ein feiner Mann war, tat er dies wirklich kaum hörbar.

Der nächste Patient, den man mir zuwies, war jemand mit Verdacht auf Blinddarmentzündung. »Miss mal Fieber!«

Irgendwelche Synapsen erinnerten sich im Hinterstübchen, dass man »oben und unten« messen muss. Zumindest damals. Im Mund und im Po quasi. Damals glaubte man an die Temperaturdifferenz als eines der Merkmale zum Ausschluss einer Blinddarmentzündung. Challenge geschafft. Nun also nur noch dokumentieren. Aber wie hieß jetzt noch mal »unten« medizinisch richtig ausgedrückt? Ich zerbrach mir das Hirn. Anus. Anal. Unten. Hinten. Hilfe!

Ich bin examinierte Krankenschwester – da kann man nicht am ersten Tag zu den Kollegen gehen und fragen, wie »unten« noch mal richtig hieß. Die Blöße kann sich keiner geben. Aber es fiel mir ums Verrecken nicht ein! Zappenduster im Oberstübchen. Ich schrieb also »oral« hin für »oben«. Und ganz schnell »anal« für »unten«.

Da kam der Arzt herein. Netterweise war der Patient

auf dem Klo, sonst hätte er erlebt, wie ich gedanklich zur Schaufel griff, um mir ein tiefes Loch zu graben. Gleich hier und jetzt. Der Arzt war nicht der feine Unfallchirurg aus dem Noteingriffsraum, sondern ein derber Allgemeinchirurg. Ein richtiger Arsch! (Entschuldigen Sie das Wort – aber wie sagte mal eine Patientin: »Was wahr ist, kann man ruhig sagen!«) Kollegen brachte er mit seiner süffisanten Art regelmäßig zum Weinen. Er hatte einen Humor weit jenseits der Schmerzgrenze. Mich erinnerte er an einen lieben Freund, deshalb mochte ich ihn. Das Herz ist eine merkwürdige Gegend. Ich kam gut mit ihm klar, Arsch hin oder her. Er war großartig, wenn Patienten äußerst unhöflich waren. Ein Satz, und Ruhe war im Schiff. Wohl dem, der nicht in seiner Schusslinie stand. Manchmal allerdings musste man die schützen, die es traf und die sich nicht gegen seine Unflätigkeit wehren konnten. Fachlich allerdings war er eins a. Wie so oft im Leben: Manche können nicht alles in sich vereinen. Aber das alles wusste ich an diesem Tag noch nicht.

»Notaufnahmeschwester!«, sprach er mit einer Stimme, die vor Sarkasmus triefte. Dabei atmete er durch die Nase wie Graf Mauersäge aus der Kinderbuchreihe *Burg Schreckenstein*. Ein merkwürdiges Geräusch, das beim Ausatmen entsteht und sich anhört, als würde er in einen anderen »Atemgang« schalten.

»Notaufnahmeschwester. Wir wollen uns doch an den richtigen Fachbegriff gewöhnen, nicht wahr?«

»Sehr gerne!«

»Es heißt rektal, nicht anal!«

»Ach ja! Natürlich!«

Wo war die Schaufel für mein tiefes Loch? So schnell fiel mir noch nicht mal ein dummer Witz ein. Ich schämte mich zutiefst.

So fing ich an. Spannung und Vorfreude, was wohl als Nächstes kommen würde, wechselten sich mit Angstschiss in der Buxe und Pulsbeschleunigung ab.

»Ein Jahr habe ich gebraucht, bis ich keine Panik mehr hatte, wenn wieder was ›Großes‹ angemeldet wurde«, sagte die Kollegin. Ein Jahr! Guter Gott!

Ich war zwei Monate in der Notaufnahme, als Prinzessin Diana starb. Ich wusste mittlerweile, wen ich wann und warum anrufen konnte, ich kannte größtenteils den Inhalt der unzähligen Schränke. Mit schweißnasser Stirn hatte ich meine ersten Gipse allein gegipst. Ich war auf einem guten, langsamen und steinigen Weg. Und nun kommt die Prinzessin von Wales und der Herzen ins Spiel.

Es war ein strahlend schöner Sonntagmorgen. Ich hatte mit dem Chef Frühdienst. Morgens um 7 war nichts los. Man hörte die Glocken der umliegenden Kirchen und wildes Vogelgezwitscher. Ein Assistenzarzt, ein hübscher, braun gebrannter Kerl, saß mit uns im Sonnenschein vor der Notaufnahme. Es gab ein schlichtes Frühstück: Kaffee und Zigarette. Der Chef holte Nachschub und kam mit Kaffeetassen und Neuigkeiten wieder. Mehr verblüfft als ergriffen sagte er: »Ey – die Diana ist dod! Und der Dodi ist auch dod.«

Mein Chef gehörte zu der Spezies der Konsonantenschänder. Er machte zwischen »T« und »D« keinen Unterschied. Zwischen »B« und »P« auch nicht. (Kein Wunder, dass ich die Panthenol-Salbe mal nicht unter »P« fand. Sie lag im Fach mit »B«. Aber ich will nicht ungerecht sein – vielleicht wurde auch das Produkt wieder umgestellt von Panthenol auf Bepanthen.)

Diana und Dodi waren also »dod«, und ich lache noch heute über diesen Satz, die Aussprache und die Verblüffung meines Chefs. Später machte der Kabarettist Erwin Pelzig die »Diana Dodi Dunnel Dour« aus diesem tragischen Ereignis. Das ist der Grund, warum sich der 31. August für immer in mein Gedächtnis eingebrannt hat. Meine Anfänge in der Notaufnahme zusammen mit der »doden Diana« an einem ansonsten zauberhaften Sonntagmorgen.

So fing das also an – damals. Seitdem hat sich vieles verändert, von den Behandlungsmethoden bis hin zur Anzahl der Menschen, die eine Notaufnahme aufsuchen. Mein Wissen wuchs von Patient zu Patient und gab mir immer mehr Sicherheit. Und ich spürte: Ich bin am richtigen Ort. Hier will ich sein. Routine gab und gibt es hier nicht. Standards, die sorgfältig erarbeitet werden – also eine Art Vorschrift, wie beispielsweise ein Pflaster auf eine Wunde geklebt werden soll –, gelten hier nur bedingt. Hier ist zumeist Kreativität gefragt.

Eine frische Wunde kennt keine Standards. Es ist ein Ort, an dem man sich auf jeden Patienten und dessen Erkrankung neu einstellen muss – um dann richtig zu reagieren.

Vor der Notaufnahme –
Bitte warten!

Liebe Leser und Leserinnen, Sie wollen also wirklich wissen, was hinter den Türen der Notaufnahme passiert? Aufsässig gefaltete Schwesternhäubchen und Knochenraspel haben Sie neugierig gemacht? Dann nehmen Sie bitte noch einen Augenblick Platz. Sie werden gleich aufgerufen! Bis Sie drankommen, möchte ich die Wartezeit nutzen, um Ihnen noch ein paar Dinge zu erklären.

Guten Tag, wie kann ich Ihnen helfen? – Elf Regeln für das Ankommen in der Notaufnahme

Es soll ja Menschen geben, die noch nie in einer Notaufnahme waren. Glückwunsch dazu. Möge es auch zukünftig so sein, dass Sie die »heiligen Räume« immer nur im Fernsehen sehen. Dort sehen Sie helle Räumlichkeiten und jede Menge gut aussehendes Personal, Situationen, die spätestens nach neunzig Minuten gelöst, behandelt und geheilt sind. Alle glücklich. Im wahren Leben ist es etwas anders. Aber das ahnten Sie bereits, sonst hätten Sie nicht zu diesem Buch gegriffen. Sie wollten eintauchen in die fremde, unbekannte Welt der Notaufnahme? Dann folgen Sie mir. Und wie immer und überall gibt es Regeln. Sie machen es einfacher für alle. Glauben Sie mir.

Falls Sie aber doch einmal in eine Situation kommen sollten, in der Sie die Notaufnahme nicht vermeiden können, dann behalten Sie diese elf Punkte im Kopf. Denn eine Notaufnahme kann zunächst Furcht einflößend sein. Das wissen wir als Personal. Es riecht komisch. Viele Menschen rennen hektisch durch die Gegend. Sie hören vielleicht Geräusche, die Sie lieber nicht hören wollten. In der Regel kommen Sie völlig unvorbereitet bei uns an, weil irgendein Ereignis Sie aus der Bahn geworfen hat. Atmen Sie durch und halten Sie sich an diese elf simplen Regeln:

1. Keine Panik.

Ob Zeckenbiss oder Herzinfarkt, Bauchweh, Schlaganfall, Nierenkolik, Kopfplatzwunde oder übermäßiger Alkoholkonsum. Glauben Sie mir: Wir haben das alles schon einmal gesehen. Wir helfen Ihnen! Das ist der Grund, warum wir morgens aufstehen oder uns die Nächte um die Ohren schlagen. Atmen Sie also tief durch! Und zur Sicherheit gleich noch mal. Und dann noch mal. Das hilft fürs Erste. Und schadet nie.

2. Fassen Sie sich kurz.

Bitte antworten Sie auf die Frage »Was ist denn passiert?« nicht so: »Also, ich stand da an der Straße und wollte rübergehen, aber die Ampel schaltete auf Rot, da bin ich einen Schritt zurückgegangen, und da war auf einmal diese Kante, die ich vorher noch gar nicht gesehen hatte, da bin ich mit meinen neuen Pumps hängen geblieben, dabei hab ich die erst heute gekauft – und jetzt schauen Sie mal: Voll die Schramme drin! Da war dann dieser junge Mann, der mich gerade noch aufgefangen hat, der trug so einen Bart, wie das die Männer heute so tragen, aber eigentlich war der ganz nett, also der hat mich aufgefangen, wer weiß, was sonst noch passiert wäre, und jetzt bin ich hier, und in einer halben Stunde geht mein Zug, meinen Sie, wir schaffen das noch, weil ich habe zu Hause einen Hund, und sonst müsste ich die Nachbarin anrufen, damit sie mit ihm Gassi geht, aber vielleicht ist die noch auf der Arbeit …«

Wenn ich Sie frage, was denn eigentlich passiert ist, dann reicht es, wenn Sie mir zunächst erzählen, dass Sie umgeknickt sind. Und ja – Sie dürfen auch Luft dazwischen holen.

3. Erst der Patient, dann die Angehörigen.

Ist man in einer misslichen Lage, ist es schön, wenn jemand dabei ist, der einem die Hand hält, die Angst wegplaudert oder ein Kaltgetränk der Wahl reicht. Das wissen wir.

Aber die Erfahrung hat gezeigt, dass Angehörige gerade in den ersten Augenblicken Fluch und Segen zugleich sein können. Sie sind ein Segen, wenn man in der Anamnese – der Krankengeschichte – nicht weiterkommt, weil sich jemand aus den unterschiedlichsten Gründen nicht mehr äußern kann. Trotzdem sprechen wir zunächst gerne allein mit dem Patienten. Denn er ist unsere Hauptperson. Durch diesen Erstkontakt beginnen wir unsere interne Krankengeschichte. Sie wiederum kann uns viel Aufschluss über mögliche Krankheiten geben.

Trauen Sie als Angehörige dem Patienten ruhig zu, dass er für sich selbst sprechen kann. Sätze wie dieser werden sicher nicht nötig sein: »Mein Sohn ist 39 Jahre alt, und er hat hohes Fieber. Ich muss unbedingt dabei sein. Ich bin schließlich seine Mutter.«

Sobald eine Familienzusammenführung möglich ist, vereinen wir Sie wieder – versprochen!

4. Seife ist toll.

Weil wir alle wissen, wie schnell sich das Leben innerhalb von Sekunden ändern kann, richtet sich diese geschmeidige Forderung nicht an diejenigen, die frisch verunfallt sind oder aus sonstigen Gründen rasch ins Krankenhaus mussten.

Es geht eher um diejenigen, die mal eben – nach Tagen, Wochen oder Monaten – »zum Abklären« eines bestimmten Gesundheitszustands gekommen sind. Hier ein Schmerz, da eine »komische« Stelle, dort ein Fleck, der irgendwie anders aussieht. Generell ist eine Notaufnahme eine olfaktorische Herausforderung. Irgendwie und irgendwo riecht es immer. Mal strenger, mal weniger stark. Sie können sich also einen Bonuspunkt »dazuverdienen«, wenn Sie im Falle, dass Sie nicht gerade gestürzt oder sonst kurzfristig aus dem Leben gerissen wurden, einigermaßen »frisch« bei uns ankommen.

Sie glauben, dass das doch der Normalfall ist? Dass der Mensch generell einen Hang zur Sauberkeit hat? Dass die Sprüche der Oma – »Kind, zieh saubere Unterwäsche und Socken an, du weißt nicht, was passiert« – jeder kennt und beherzigt? Nun, ich muss Sie enttäuschen. Nach drei Tagen Fußschmerz ist es erfahrungsgemäß nicht selbstverständlich, dass man sich zwischenzeitlich mal die Füße gewaschen hat. Keineswegs. »Wie denn auch. Es tat ja so weh!« Wenn Sie also im »Oma-Style« – gewaschen und frische Hose – kommen, freuen wir uns sehr. Sie werden es daran merken, dass wir verzückt schnüffeln.

Und der Rest kommt bitte so, wie er gerade ist, und macht sich keinen Kopf über mögliche Gerüche. Denn wenn wir eines haben, dann ist es Verständnis dafür, dass man nicht jederzeit frisch in eine Notaufnahme kommen kann. Logisch: Wer bei der Gartenarbeit von der Leiter gefallen oder sonst wie frisch verunfallt oder akut krank geworden ist, kann sich nicht vorher duschen. Außer meinem Nachbarn. Der fiel fünf Meter vom Kirschbaum – der Klassiker in der Erntezeit –, rappelte sich hoch, schlich gebückt zum Auto, fuhr nach Hause, duschte und bat dann seine Frau, ihn ins Krankenhaus zu bringen. Da konnte er nicht mehr so recht stehen und gehen vor lauter Schmerzen. Fünf Wirbel waren gebrochen. Also. Wir kennen die Unterschiede. Und nun Schwamm drüber.

5. Privat oder gesetzlich?

»Mein Name ist Hase, und ich bin privat versichert!«

»Kollegen – holt den roten Teppich und die goldene Sauerstoffsonde raus!«

Wir sind das Pflegepersonal. Nicht die Verwaltung. Eine Notaufnahme ist keine Arztpraxis, wo bei dem Ausspruch »privat versichert« gleich ein kleiner Trommelwirbel ertönt und man umgehend mit einer Sänfte abgeholt und ins Sprechzimmer getragen wird. Im Krankenhaus wird es bei der Zimmer- und Arztwahl für einen möglichen Krankenhausaufenthalt interessant. In der Notaufnahme ist es erst einmal ohne Belang. Es ändert nichts an unserer Arbeit und hat auch keine Auswirkungen auf die Schnelligkeit der Behandlung.

Diejenigen, die am schwersten krank oder verletzt sind, werden auch zuerst behandelt. So einfach ist das. Klare Struktur und Regel. Wir freuen uns natürlich, wenn mit dem Besuch eines Privatpatienten auf lange Sicht unser Arbeitsplatz erhalten wird. Allerdings haben wir ansonsten von diesem Versichertenstatus: nichts. Weder mehr Geld auf dem Konto noch Ruhm oder Ehre.

Hingegen ist es schön, wenn Sie Ihre Karte dabeihaben. Es erspart viel Zeit, wenn man Ihre Daten nicht erst in den Computer eintippen muss. Nicht jeder in der Pflege beherrscht das Zehn-Finger-System, und nicht immer ist eine Schreibdame da, die einem das abnimmt. Und sollte jemand von Ihnen jetzt die Augenbrauen hochziehen und murmeln wollen: »Ich könnte ja sterben in der Zwischenzeit – warum geht es nicht auch ohne ...«, sei Ihnen gesagt: Auf die Idee, ohne Karte Geld abzuheben, kommen die wenigsten. Alles ist digitalisiert. Bei Ihrem Hausarzt werden Sie auch immer zuerst nach Ihrer »Karte« gefragt. Die Frage, die uns oft umtreibt, ist, warum es in einem Krankenhaus anders sein sollte. Natürlich funktioniert es im Notfall auch ohne eingelesene Karte. Sie wären nicht der erste Mensch, den wir »ohne alles« behandeln. Aber es ist etwas anderes, wenn Sie mit dem Krankenwagen eingeliefert werden, als wenn sie zu Fuß kommen, nicht wahr? Sollten Sie noch in der Lage sein, selbst zu laufen, zu sprechen und zu denken, bedeutet der Kartenmangel lediglich einen Zeitverlust.

Zeit, die man einsparen könnte, um gleich mit einer Behandlung zu beginnen.

6. Wenn es mal wieder länger dauert ...

... freuen Sie sich. Denn das bedeutet, dass Sie den Tag wahrscheinlich gut überleben werden. Eine lange Wartezeit ist ärgerlich, aber für Sie ein Garant, dass Sie nicht sehr schwer krank sind. Und glauben Sie mir: Sie möchten nicht derjenige sein, der mit Blaulicht, Notarzt und Gefolge eingeliefert wird, während die Angehörigen mit geröteten Augen im Warteraum sitzen. Wer da gerade eingeliefert wurde, hat einen wirklich schrecklichen Tag. Vielleicht wird er oder sie ihn nicht überleben. Das möchten nicht Sie sein. Da bekommt Wartezeit eine ganz andere, neue Bedeutung. Ganz bestimmt.

7. Pause!

Manchmal hört man als Patient »Privates« aus dem Flur. Man hört das Personal lachen, plaudern und vielleicht auch Pizza bestellen. Das mag Ihnen befremdlich vorkommen. Schließlich hat man bei der Serie *Emergency Room* doch gelernt, dass es hier immer und ausschließlich um Leben und Tod geht. Und jetzt wird Pizza bestellt?

Wenn Sie also in Ihrem Zimmer liegen und hören, dass draußen der Arzt oder das Pflegepersonal mit dem Pizzaservice telefoniert: Entspannen Sie sich. Es geht gleich weiter. Versprochen. Die Tage und Nächte in einer Notaufnahme können sehr lang und anstrengend sein. Sie wissen nicht, um welches Leben vielleicht vorher gekämpft wurde und wie lange alle schon ohne Mahlzeit oder einen Toilettenbesuch auf den Beinen waren. Daher: Seien Sie barmherzig. Ein gut gelauntes, geduldiges, freudiges und sattes Personal wird Ihnen lieber sein. Glauben Sie mir. Bleiben Sie tapfer, zürnen und zetern Sie nicht. Wir kommen gleich!

8. Wir lieben Kekse.
Wir sehen oft, wie die hübsch verzierten Torten direkt an der Notaufnahme vorbeigeschleppt werden – hoch zu den Stationen. Die Notaufnahme geht meistens leer aus. Es ist nicht so, dass das Personal sich deswegen pausenlos grämt. Das nicht. Wir werden eben einfach »vergessen« im Prozess eines Krankenhausaufenthaltes. Das ist nicht weiter tragisch. Aber so hin und wieder tut eine Aufmerksamkeit, ein Dank, eine Tüte Gummibärchen oder eine Platte Wurstsemmeln gut. So rein emotional. Auch Gemüseschnitze. Wir essen alles.

9. Noch einmal: keine Panik!
Wir vergessen Sie wirklich nicht! Atmen Sie noch einmal durch. Sie wissen ja: Das schadet nie!

10. Übersetzungshilfe.
Arzt – Pfleger – Patient. Manche Ärzte können nicht in verständlicher Sprache Krankheiten, Behandlungen

und Strategien erklären. Oder Sie verstehen es vor lauter Aufregung oder starker Schmerzen nicht. Es gibt so vieles, was einen ablenkt oder überfordert in diesem Moment. Die Stärke der Pflegepersonen – also uns – besteht darin, dass wir das wissen. Und darin, das gerade Gesprochene für Sie zu übersetzen. In der Regel sind wir es, die Sie, die Patientinnen und Patienten, »ganzheitlich« im Blick haben. Wir sehen (fast) alles. Wir sind unter anderem die Schnittstelle zwischen Ihnen und den Ärzten. Ebenso haben wir Ihre Angehörigen im Blick und Ohr und können Ungeduld als Angst deuten oder Räudigkeit als tiefste Sorge. Wir sprechen viele Sprachen und können sie übersetzen.

11. »Wie es in den Wald hineinschallt …

… so schallt es heraus!«, sagte schon meine Oma. Manche Patienten sind Zucker! Liebreizend, verständnisvoll, aufgeklärt. Einige denken mit und sind dazu noch lustig und einfach nett. Andere können wirkliche eine Heimsuchung sein. Sie sind schlecht gelaunt, und alles, was passiert, ist falsch: Der Arzt ist doof und inkompetent, die Zahnprothese drückt und der Pups sowieso. Das macht die Zusammenarbeit schwierig. Schöner ist es, wenn alle freundlich und höflich zueinander sind. Dann geben wir auch gerne mal ein Pflaster extra mit, holen Ihnen Gehstöcke in Ihrer Lieblingsfarbe und schreiben einen extra Streifen EKG. Nanu, fragen Sie vielleicht. Warum denn das? Ach – wir sind so gnadenlos roman-

tisch. Wenn bei einem EKG – Elektrokardiogramm –
die elektrischen Vorgänge im Herzmuskel grafisch dar-
gestellt und auf Papier gedruckt werden, drucken wir
Streifen mit den Ableitungen Ihrer Herzaktivität aus.
Und wir drucken durchaus mal einen Streifen mehr mit,
damit Sie es Ihrem Lieblingsmenschen mit den Worten
»Mein Herz schlägt nur für dich!« überreichen können.
Das machen wir. Wirklich wahr. Probieren Sie es aus.
Mehr Romantik geht nicht.

Möglicherweise werden Sie nun bei einigen der Punkte
bedächtig nicken, bei andern hingegen erbost aufbli-
cken von Ihrer spannenden Lektüre. Aber glauben Sie
mir: Mit diesen klitzekleinen Regeln erleichtern Sie
uns, dem Personal, die Arbeit.
    Und weil Regeln für alle gelten, kommen hier die Re-
geln für das Personal. Sie sind so kurz wie knapp und
einfach:

1. Du sollst deinen Patienten oder deine Patientin
   ernst nehmen.
2. Du sollst deinem Gegenüber die größtmögliche
   Sicherheit vermitteln.

Das hört sich für Sie möglicherweise albern an. Aber
die Erfahrung hat auch hier gezeigt: Wann immer der
oder die andere nicht ernst genommen wurde, passier-
ten Fehler, wurden Sachverhalte falsch eingeschätzt,

war vieles einfach schwierig. Beides sollte die Maxime unseres Handelns sein. Den anderen ernst nehmen und ihm Sicherheit geben. Alles andere ergibt sich.

Bevor Sie allerdings in die Behandlungsräume kommen, nehmen Sie bitte erst einmal im Wartezimmer Platz – falls Sie nicht mit dem Rettungsdienst kommen.

Im Wartezimmer

Im Wartezimmer ist man immer noch *vor* der Notaufnahme, aber schon sehr viel näher dran. Meistens sind ab hier die verwaltungstechnisch relevanten Punkte abgearbeitet: Karte eingelesen, Telefonnummern notiert, mitgebrachte Arztbriefe fotokopiert oder eingescannt, tägliche Medikamenteneinnahme erfasst. Nun stellt sich unverzüglich die beliebteste aller Fragen: Wie lange muss ich warten, bis ich drankomme? Man weiß es manchmal wirklich nicht. Wir arbeiten nicht beim Amt, wo ich sagen kann: Es dauert zwanzig Minuten, dieses Formular auszufüllen. Wir arbeiten mit Menschen. Manche Versorgung braucht länger als gedacht. Oft kommt etwas dazwischen: Ein Notfall in der Bereitschaftszeit der Ärzte auf Station. Ein Stau vor dem Röntgen. Der Stau der Patienten, die etwa vom Röntgen oder einer Ultraschalluntersuchung zurückgekommen sind. Der Rettungsdienst, der mit einem Schwerverletzten kommt, und unzählige Gründe mehr, die man im Warteraum meistens nicht mitbekommt.

Es gibt nicht nur einen Patienten in der Notaufnahme. Es gibt immer viele gleichzeitig, um die wir uns kümmern. All diese Menschen bekommen – wenn es nötig ist – eine komplette Krankenerhebung, Vitalparameter, Blutabnahme, Röntgenbilder oder CT-Untersuchungen, Ultraschall, Gips oder Verbände, einen ausgedruckten Befund sowie einen Arztbrief. Das schüttelt man sich nicht mal eben locker aus dem Handgelenk.

Und da sitzen sie dann und warten. Die Unfallopfer und die, die nur mal »nachschauen« lassen wollen. Die akut Kranken und die, die seit Tagen / Wochen / Monaten / Jahren mannigfaltige Beschwerden haben. Die Angehörigen und manchmal auch der komplette Fanklub. Die Geduldigen und die Aufbrausenden. Die Verständnisvollen und die, die ganz genau zu wissen meinen, dass man sie absichtlich warten lässt.

Warteräume können Orte des Schreckens sein. Die Luft ist generell stickig. Gemütlichkeit soll durch Kunstblumen erzeugt werden. Der Lesezirkel ist abgegriffen, und man möchte nicht wissen, welch schönes Heim sie für unzählige Viren und Bakterien sind. Warteräume sind nicht gemütlich. Warteräume sind per se nicht schön.

Bei Fußballübertragungen schaltet einer den Fernseher an: Wenn man schon beim Training gestrauchelt ist und mit schmerzenden Extremitäten wartet, möchte man zumindest sehen, ob und wie es andere besser machen. Schachweltmeisterschaften hat hier noch nie einer geschaut. Obwohl die auch gefährlich sind, wie mir neulich ein Fußballer erklärte. »Die bekommen alle Herzinfarkte wegen der Spannung oder so.«

Der Zustand des Wartens ist schlecht auszuhalten. Er ist ungerecht. Keiner wartet gerne. Ich auch nicht. Wir alle haben das Warten verlernt. Abwarten erst recht. Der Raum ist deshalb auch gefüllt mit Menschen, die möglicherweise nicht in eine Notaufnahme hätten kommen müssen. Schnupfen vergeht. Umgeknickte Knöchel schwellen mit ein bisschen Geduld und alten Hausmitteln von selbst wieder ab. Aber eben nicht sofort. Und schließlich weiß man ja auch nie. Und überhaupt. »Nur mal zur Sicherheit.«

Und dann gibt es da das Phänomen, dass alle anderen immer eher dranzukommen scheinen als man selbst. Und keiner kümmert sich. Keiner beachtet einen. Man sitzt. Zählt Schuhe. Begutachtet ausgiebig das Muster der Tapete. Hört sich Geschichten von anderen Verletzten an. »Puh. So schlimm!« Wer will schon gerne anderer Leute Katastrophenberichte hören? Manche flüchten vor den Geschichten, den Gerüchen und der Gebrechlichkeit in den Flur. Am besten in die Einflugschneise des Rettungsdienstes. Damit man endlich mal wahrgenommen wird. Waghalsige gehen vor die Tür und rauchen erst mal eine. Auch auf die Gefahr hin, die Sprechanlage, die den erlösenden Aufruf knarzt, zu überhören.

»Während beim Nichtwarten die Zeit einfach vergeht, ohne dass wir Kenntnis von ihr nähmen, rückt sie für den Wartenden ins Zentrum seiner Wahrnehmung«, las ich mal irgendwann in einer Zeitung.

Wir hinter den Türen warten auch. Auf Untersuchungen, zu denen wir die Patienten begleiten können. Auf Laborwerte. Auf Ärzte, die nebenbei auch noch nach Patienten im Krankenhaus schauen müssen. Wir warten darauf, dass Patienten auf ihre Station verlegt werden, damit wir anschließend das Behandlungszimmer für den nächsten herrichten können: desinfizieren, auffüllen, Liegen frisch beziehen. Wir warten auf den Kollegen, der uns hilft, die 170-Kilogramm-Patientin auf die Seite zu legen, damit sie kein Wundgeschwür vom Liegen bekommt. Darauf, dass der Raum zum Gipsen frei wird. Wir warten, bis der Patient vom Röntgen zurückkommt. Oder vom Klo. Oder vom Rauchen.

Aber im Gegensatz zu denen im Warteraum haben wir das »Glück«, trotzdem ständig beschäftigt zu sein. Es hört sich an wie ein Widerspruch – warten und beschäftigt sein. Bitte vergessen Sie aber nicht, dass wir mit vielen Patienten gleichzeitig »jonglieren«. Wir rennen hin und her und »überbrücken« unsere Wartezeiten mit der Pflege anderer Patienten. Bei sommerlichen Temperaturen fließt mir manchmal der Schweiß brennend in die Augen. Die Lüftung ist wie im ICE ähnlich schnell überfordert. Der einzig durchklimatisierte Raum wird von den Patienten fröstelnd gemieden, während wir so gerne dort ein wenig länger verweilen würden.

Die Zeit schleicht für den, der wartet. Warten ist Nichtstun. Und wer will das schon, wo wir doch alle die Hemdsärmel aufgekrempelt haben. Ich weiß das. Meine Kollegen wissen das. Und oft würden wir gerne zwischendurch in den Warteraum gehen, um den Angehörigen zu sagen: »Es ist so weit alles in Ordnung. Machen Sie sich keine Sorgen. Wir kümmern uns.« Aber dann geht es auf einmal weiter – für uns hinter den Türen –, und dann laufen wir los und kommen nicht mehr dazu, das Wartezimmer aufzusuchen.

Das allerdings sieht keiner im Warteraum. Und klingelt lieber fünfmal und fragt nach, wie lange es noch dauere. Und ob wir überhaupt was machen oder nur Kaffee trinken und uns »die Eier schaukeln« würden. Und wo man sich beschweren könne, weil: »Das ist ja voll die Unverschämtheit, wie lange man hier warten muss!«

Wir verstehen es. Aber das tröstet wenig. Und manche macht es aggressiv: »Das ist doch scheiße hier – wie lange das dauert!«, schrie mich mal ein Angehöriger an. Er kam mit seiner Frau, die seit Wochen Rückenschmerzen hatte. Ihr wurde Blut abgenommen, sie bekam eine Schmerzinfusion, mehrere Röntgenbilder und eine Computertomografie der Lendenwirbel. Selbstverständlich auch eine komplette körperliche Untersuchung sowie einen ausführlichen Arztbrief. Das dauert natürlich und geht nicht »hopplahopp«. So redete ich mit viel Geduld auf ihn ein: »Wissen Sie: Überlegen Sie mal, was wir bisher alles bei Ihrer Frau gemacht haben. Und dann rechnen Sie mal nach, wie lange das bei einem Haus- oder Facharzt dauert. Da sitzen Sie nicht Stunden, sondern Wochen!«

»Stimmt!«, knurrte er unwillig, natürlich ohne sich zu entschuldigen.

Eben. Stimmt.

Ich schickte ihn wieder in den Warteraum. Und siehe da: Kurze Zeit später konnte er seine Frau – nahezu schmerzfrei – wieder mit nach Hause nehmen. Happy End.

Der Erstkontakt

Und dann kommt sie: die erste richtige Begegnung nach dem Satz: Nehmen Sie bitte noch einmal im Warteraum Platz. Jetzt wird's ernst. Dieses »Kennenlernen« – wir sprechen hier von der Ersteinschätzung – ist für den weiteren Verlauf wichtig. Wir machen das, um die akut Behandlungsbedürftigen in der Notaufnahme einschätzen, erkennen und priorisieren zu können. Eine gute Ersteinschätzung kann Leben retten. »Treat first what kills first«, sagt der Mediziner gerne. »Behandle zuerst, was einen zuerst umbringen könnte.« Das klingt logisch, nicht wahr? Zunächst ist es interessant, in welchem Zustand ein Patient in die Notaufnahme kommt. Schwer verletzt, am Ende mit Sauerstoffmaske beatmet? Dann erfolgt die Ersteinschätzung natürlich anders, als wenn jemand zu Fuß in die Notaufnahme kommt. Wenn ein Krankenwagen gerufen wurde, übernehmen Notarzt und Rettungsdienst die Ersteinschätzung. Diese wird der Klinik übermittelt. Im Krankenhaus versammelt sich das Team und steht bereit, wenn Schwerverletzte oder beispielsweise Patienten mit Herzinfarkt oder Schlaganfall auf einer Liege hereingefahren werden.

Erschrecken Sie, liebe Leserin und lieber Leser, nicht, wenn Sie eines Tages mal in eine Notlage kommen sollten und die Telefonnummer 112 anrufen: Innerhalb von wenigen Minuten sind alle da: der Notarzt, der Notarztfahrer, dazu zwei bis drei Notfallsanitäter und Rettungsassistenten. Oft ist noch ein Praktikant dabei, und schon ist die Bude voll. Das ist normal. Und es ist zu Ihrem Besten. Man kommt ja nicht ohne Grund in Ihre heimische Stube. Und erlauben Sie mir bitte noch eine kleine Abschweifung: Wir leben in einem Land mit einer hervorragenden Notfallversorgung. Noch dazu müssen Sie nicht Ihre Kreditkarte zücken, bevor jemand einen Finger krümmt. Lassen Sie uns darüber sehr dankbar sein.

Das Team in der Klinik kann ähnlich vielzählig sein. Ein Narkosearzt mit Pflegeperson, ein Facharzt mit Assistent, dazu mindestens noch zwei Pfleger und dann je nach Notlage auch noch Kollegen aus anderen Fachabteilungen wie Radiologen. Sie alle wissen, was zu tun ist. In Situationen, wo jede Minute zählt, ist solch ein Team lebensnotwendig. Im besten Falle klappt alles reibungslos. Innerhalb kürzester Zeit ist der Patient oder die Patientin notfallversorgt und auf dem Weg in den Operationssaal, zum Herzkatheter oder hat bereits ein Medikament zur Auflösung eines Blutgerinnsels im Kopf bekommen. Und das, nachdem dies oder das innerhalb kürzester Zeit diagnostiziert wurde. Ja. Manchmal ist es ein Wunder.

Man hört und liest ja immer wieder, dass Notaufnahmen heillos überfüllt seien. Und ja. Es stimmt. Von Bagatellbeschwerden bis Großschadensereignissen ist alles dabei. Wie also kann man die Kranken von denen unterscheiden, die in der Notaufnahme eigentlich nichts zu suchen haben? Dafür gibt es seit einigen Jahren Ersteinschätzungssysteme. Anders als beim Hausarzt ist es im Krankenhaus so, dass die Patientinnen und Patienten nicht nach der Reihe ihres Eintreffens oder etwa eines Termins behandelt werden, sondern nach der Schwere ihrer Erkrankungen. Überraschung! Nicht wahr? Quasi Herzinfarkt vor Zeckenbiss.

Also braucht es ein System, damit Notfallpatienten mit lebensbedrohlichen Erkrankungen bereits zum Zeitpunkt der Vorstellung verlässlich identifiziert werden. Sie erhalten dann spätestens zehn Minuten nach Eintreffen in der Notaufnahme eine Einschätzung der Behandlungspriorität und werden von einer Pflegekraft gesichtet. Eventuell misst diese die Vitalparameter, also Puls, Blutdruck sowie Fieber, und stellt viele Fragen. Anhand dessen wird der Patient einer Fachabteilung zugeordnet und die Dringlichkeit der Erkrankung festgelegt.

Sollte sich Ihr Zustand akut verschlechtern (damit sind nicht die unerträglichen Gerüche im Wartezimmer gemeint. Aber das haben Sie sich bestimmt schon gedacht nicht wahr?), können Sie sich jederzeit melden, und die Dringlichkeit kann in diesem System verändert werden. Nichts ist in die Wand gemeißelt. Wir wissen alle, wie schnell sich etwas ändern kann im Leben.

Der Scan-Blick der Notaufnahmeschwester

Wie sagte einmal eine befreundete Ärztin zu mir: »Ab einer gewissen Anzahl von Berufsjahren hast du achtzig Prozent Erfahrung und zwanzig Prozent Wissen.«

Tatsächlich ist es so, dass ich nach all den Jahren nicht mehr locker aus dem Stand erklären kann, was der Unterschied zwischen einer respiratorischen Alkalose und einer metabolischen Azidose ist. Oder an welchem Rezeptor jetzt genau ein Betablocker andockt. Oder wie eine Natrium-Kalium-Schranke ganz exakt funktioniert. Aber ich weiß, wann und wie ich bestimmte Erkrankungen erkenne und welche Behandlung angebracht ist. Dann kann ich vorsorglich schon mal Medikamente holen. Das nennt man wohl Erfahrung. Dazu gehört eine gute Krankenbeobachtung und Menschenkenntnis. Zusammenhänge erkennen. Die richtigen Fragen stellen. Zuhören. Im besten Falle: nicht sofort eine Diagnose stellen wollen, sondern erst mal abwarten, wie die Dinge sich entwickeln.

Krankenbeobachtung habe ich ab der ersten Stunde meiner Ausbildung eingeimpft bekommen. Es war offensichtlich das Hobby meiner Unterrichtsschwester. Natürlich war es auch Bestandteil der Ausbildung – aber sie legte besonders viel Wert darauf und schulte uns beständig. Ich danke ihr noch heute dafür! Damals lief ich mit einer Ausbildungskollegin durch das kleine Städtchen, und wir beobachteten die Leute, die vorüberliefen. »Schau mal – diese Gangstörung sieht aus wie nach einem Schlaganfall.« – »Meine Güte, diese Krampfadern sollten unbedingt mal behandelt werden!« Es ging so weit, dass wir uns nur knapp zurückhalten konnten, Menschen mit dicken Fußknöcheln mal mit dem Daumen ins Bein zu drücken, um zu sehen, ob eine Delle zurückblieb – ein Zeichen für eine ausgeprägte Herzinsuffizienz. Oder anderen die Gehstöcke wegzunehmen, um sie auf die richtige Höhe einzustellen. Das schulte vom ersten Tag an.

Und so quälte ich »meine« Krankenpflegeschüler in der Notaufnahme immer mit den Sätzen: »Was siehst du? Was riechst du? Was spürst du? Was ist komisch? Was siehst du nicht?«

Am Anfang schauten sie meist ein bisschen ratlos,

weil sie keine Ahnung hatten, worauf ich hinauswollte. »Wie bitte? Was soll ich sehen? Graue Haare? Blauer Bademantel?«

Vielleicht hatten einige auch Angst, dass es mal wieder einer meiner Schabernacke sein könnte, auf den sie gerade hereinfielen. Aber tatsächlich ist das erste, bewusste Hinschauen das A und O. Hier offenbart sich vieles. Es ist das Profiling der Krankenpflege. Innerhalb von Sekunden setzt sich ein Bild zusammen. Wie ein Scanner läuft das ab: Wie sagt jemand »Guten Morgen«? Fröhlich, gepresst, depressiv klingend, gehaucht, stöhnend oder am Ende: gar nicht? Was erzählen die Patienten und mit welcher Stimmfärbung? Manchmal erkennen wir »Krankheiten« praktisch akustisch, noch bevor wir die Menschen dazu gesehen haben. Wir hören, ob sie die Pille danach wollen. Wir hören am Klang der Stimme, ob sie sich selbst verletzt haben, und manchmal auch schon, wie tief. Wir hören Verletzungen »untenherum« heraus, die nicht freiwillig entstanden sind. Das sind Nuancen, die erfahrenes Pflegepersonal allein schon an der Stimmfärbung hören kann.

Es geht weiter mit der Farbe der Haut: fahl, bläulich, rosig, käseweiß, rot. Wir registrieren automatisch, wie jemand auf uns zuläuft: beschwingt, hinkend, schleppend oder auch hier: gar nicht. Viele meiner Kolleginnen und Kollegen und ich sehen, fühlen, riechen und hören Krankheiten, manchmal, noch bevor wir überhaupt wissen, was der Mensch tatsächlich hat. Nur das

Schmecken, wie etwa in früheren Zeiten der honigsüße Urin auf Diabetes getestet wurde, lehnen wir ab.

Noch heute kann ich kaum durch die Stadt gehen, ohne im Vorübergehen einen Bluthochdruck zu erkennen. Ich höre Patienten mit einer Lungenerkrankung, ich sehe alte Schlaganfälle und Menschen mit Beckenschiefstand oder Verschleißerscheinungen der Hüfte. Oft offenbart sich mir mehr, als mir bei Fremden lieb wäre.

Wenn ich Menschen die Hand schüttle, begutachte ich auch immer gleich den »Venenstatus« mit. Nur für den Fall, dass ich mal eben schnell einen Zugang legen müsste. Diese langjährige Erfahrung hilft enorm, notfallmäßige Krankheitsbilder vom Unwichtigen zu unterscheiden. Unfehlbar sind wir deshalb natürlich nicht. Fest steht: Der Beruf und dieser über die Jahre trainierte Blick machen nie Feierabend, auch wenn man es sich manchmal wünschen würde. Was gehen mich schließlich die Gebrechen Wildfremder an?

Andererseits rettete dieser geschulte Blick meinem Vater das Leben, als er mal auf meinem Sofa lag und nuschelte, dass es ihm »irgendwie nicht so gut gehe«. Ich hätte schwören können, dass mein Vater gerade einen Herzinfarkt erlitten hatte. Ich irrte mich nicht.

»Och Papa, ich ruf mal den Rettungsdienst. Ist dir das recht?«, sagte ich ganz unschuldig und so ganz nebenbei.

(Kein »Gewese« machen, um eine mögliche Angst beim Patienten erst gar nicht aufkommen zu lassen.)

»Kind, wenn du meinst!«

(Da schrillte erst recht die Notfallglocke in meinem Hirn. Wenn mein Vater, ein starker und strammer Mensch, so etwas von sich gibt, spürt er es auch: die Gefahr, die im Körper lauert.)

Ich rief den Rettungsdienst, und kurze Zeit später füllte sich mein heimisches Wohnzimmer. Und obwohl ich es hätte kennen müssen, erschreckte es mich, weil es in einem ganz anderen Zusammenhang als sonst zu sehen war: Notarzt, Praktikant und Fahrer, Notfallsanitäter, Rettungsdienste und zwei weitere kamen und fingen mit ihrer Arbeit an. Ich stand mit meinem jüngsten Kind auf dem Arm daneben und schaute zu: Karte einlesen, EKG-Elektroden aufkleben, Zugang legen, Infusion vorbereiten und anstöpseln, Medikamente aufziehen, Sauerstoff vorbereiten – alles gefühlt gleichzeitig und dennoch mit größtmöglicher Ruhe. Ich kannte bis auf die Praktikanten alle, und es war sehr wohltuend, in Stunden der Not Menschen vor mir zu haben, denen ich vertraute. Die mich anschauten und mit mir redeten. Die den fallen gelassenen Schnuller meines Kindes aufhoben und ihn mit einem kleinen Witz wieder ins aufgerissene Mäulchen steckten.

Ich telefonierte mit »meiner Klinik«, die meinen Vater nicht aufnehmen konnte, weil der Herzkatheter in Wartung war. Meine Mutter und meinen Gatten hatte ich mit dem Rettungsdienst in die Klinik geschickt. An diesem Tag hätte ich Spätdienst gehabt. Trotz »Herzens in Aufruhr« geht das Leben weiter. Ich legte das Kind zum Schlafen ins Bett und rief auf der Arbeit an, dass ich möglicherweise etwas später kommen würde. Ich war im Professionalitätsmodus: dachte nicht viel und funktionierte sehr gut. Meine Kollegin zerstörte dieses Gebilde mit nur einer Frage: »Wie geht es *dir* denn?« Eine ganz böse Frage. Sie ruiniert die aufrechterhaltene Funktionsfassade in null Komma nichts. An diesem Tag ging ich nicht mehr arbeiten.

Heute geht es meinem Vater wieder gut. Diese Geschichte hat mich – wie viele andere selbst erlebte Geschichten – zu einer besseren Pflegeperson gemacht. Vieles kann man mehr nachvollziehen, wenn man in diesen Schuhen einmal herumgeschlurft oder aufgeregt durch den Raum getrippelt ist.

Ganz selten kann es vorkommen, dass man sich verschätzt, wie bei einem unserer sogenannten Drehtürpatienten. So heißen bei uns die Patienten, die vorne entlassen werden und dann durch die Hintertür wieder ins Krankenhaus zurückkommen. Eines dieser »Schätzelchen« der Notaufnahme kam an manchen Tagen bis zu drei Mal wieder bei uns an. Morgens um 5 Uhr wurde er mal wieder vom Rettungsdienst eingeliefert, und zwar wie immer weit weg im Schlummer-Alkohol-Drogen-Modus. Dieses Mal hatte man ihn unter einer Parkbank gefunden, um ihn herum zerbrochene Flaschen. Vielleicht war er auch vermöbelt worden. Die Nase war jedenfalls ein bisschen blutig – der Rest wie immer: schnarchend und geruchsintensiv. Nicht ansprechbar.

Tags zuvor meinte ich, ihn in der Stadt gesehen zu haben. Da pöbelte er Frauen »du blöde Fotze« hinterher. Aber sicher war ich mir nicht. Ich hätte ihn nackt sehen müssen. So, wie ich ihn immer sehe. Horizontal und ohne Hose. Ich hatte ihm schon so viele Katheter gelegt wegen der Drogentests, dass ich ihn am Penis garantiert wiedererkannt hätte.

Nun war er also mal wieder da. Wir hielten uns die Nase zu, als wir die dreckige, feuchte Hose vom Leib »quietschten« und die Stinkesocken von den Füßen pellten. Der Arzt, der ihn noch nie gesehen hatte, ordnete eine Computertomografie vom Hirn an. Das ist das Standardprozedere bei unklaren Geschehnissen. Die Kollegin und ich gähnten. »Na – wenn's sein muss!« Wir fanden es eher unnötig. Es war wie die gefühlt fünf Millionen Male davor auch. In drei Stunden würde er wie Dornröschen aufwachen, alle ein bisschen beschimpfen, sich sämtliche Schläuche abreißen, jede Menge Sauerei dabei machen und wild zeternd das Krankenhaus mit seinem »beschissenen Personal« verlassen und zu seiner Parkbank und seinen Kumpels zurückkehren.

Diesmal nicht. Denn die Computertomografie brachte eine große Blutung im Hirn mit Mittellinienverschiebung zutage. Er wurde intubiert und mit Blaulicht in die Neurochirurgie verlegt. Ob er überlebt hat, wissen wir nicht sicher. Seine Kumpels auch nicht, die wir hin und wieder fragen. So warten wir ab, bis er eines Tages – hoffentlich – wieder auftaucht.

Man kann sich irren. Das ist schlimm. Es lässt einen nicht mehr los. Immerhin macht es einen noch wachsamer und aufmerksamer. Die gute Nachricht ist: Bisher habe ich immer wieder erlebt, dass es Rettungsanker gibt: Immer ist da jemand, der etwas anderes sieht. Die Kraft des geballten Wissens fügt sich so zusammen.

Haben Sie also Vertrauen. Die Katastrophenberichte aus dem Privatfernsehen verwirren mehr, als dass sie helfen. Was möglicherweise auch zu einem Ansturm auf die Notaufnahmen in den letzten Jahren geführt haben mag. Natürlich kann immer etwas schiefgehen. Aber wenn ich meine Jahrzehnte in der Notaufnahme so anschaue: Es gibt deutlich mehr Erfolge als Horrorszenarien.

Sind Sie hier die Schwester? Die acht häufigsten Reaktionen auf meinen Beruf

Ersteinschätzung, Profiling und vieles mehr – all das übernimmt das Pflegepersonal, nicht die Ärzteschaft. In der Gesellschaft scheint hingegen der Wert der Pflege noch nicht angekommen zu sein. Die Vorstellung bewegt sich irgendwo zwischen schmutzigen Fantasien und »Holen Sie mir mal eine Flasche Wasser, junges Fräulein«. Und natürlich auch einem: »Danke, dass es euch gibt.« Das will ich keinesfalls verschweigen. Vor allem kurz vor den Feiertagen sind die sozialen Medien voll damit.

Sowie ich irgendwo erwähne, dass ich Krankenschwester bin, geht es mit den unvermeidlichen Reaktionen los. Immer. Nie ist es nur ein höfliches Nicken oder ein »Aha, das ist ja interessant«. So wie ich es mir vorstelle, wenn ich stattdessen »Buchhalterin« sagen würde. Hier meine Hitliste an üblichen Reaktionen:

1. »Also ich könnte das ja nicht!«
Wissen Sie, was ich nicht könnte? Stundenlang an Metallteilen herumfeilen. Buchführung mit penibler Zahlenkontrolle. Kellnern auf dem Oktoberfest. Die Liste ließe sich fortsetzen.

Es gibt vieles, was in der Pflege »fies« ist. Denn darauf zielt diese Frage ab. Körperausscheidungen jeglicher Art. Gerüche. Fremdes Leid. Geschrei und Gezeter. Sagen wir mal so: Auf viele dieser »Dinge« könnte ich auch getrost verzichten. Sie sind nicht wirklich schön. Aber es ist ja nun auch so, dass man nicht den ganzen Tag damit beschäftigt ist, volle Buxen zu säubern oder Leuten Schnodder aus der Lunge abzusaugen. Dazwischen geht es durchaus manierlich zu. Und weil das ein Teil der Arbeit ist – aber eben nicht nur –, ist es tatsächlich zu »ertragen«. Man gewöhnt sich an fast alles. Der Ekel und der Grusel vor manchem bleiben – aber das ist auch Teil professionellen Arbeitens: nicht laut schreiend

aus dem Raum zu rennen, auch wenn man es manchmal wollte. Jeder Beruf hat solche Seiten, die man eben
macht, weil sie dazugehören.

Die Geschichte mit dem Leid ist auch schnell erzählt:
Wir machen diesen Beruf, um Leid zu verringern. Wir
sind aktiv dabei, damit es den Patienten wieder besser
geht. Das wiederum macht den Zauber aus, der viele
Kollegen trotz mitunter schlimmer Arbeitsbedingungen
bei der Stange hält: zu wissen, dass wir helfen können.
Wann immer man mit Menschen arbeitet, stellt man
fest, dass es sinnstiftend ist. Ob ich den Tag über mit
Zahlen jongliere oder Menschen sagen kann, dass sie
diesen Tag überleben werden, ist für mich ein riesiger
Unterschied. Denn diese Momente sind unbezahlbar.

2. »Sag mal, du bist doch Krankenschwester.
Ich habe hier so was ...«

Na klar. Zeig her! Gerne schaue ich mir deine Wunden
an. Höre empathisch deiner langen, schwierigen und
von Missgeschicken erfüllten Krankengeschichte zu.
Ich lausche deinen Ausführungen: »Dieser Blödmann,
der mich genäht hat, und dann ist eine Narbe zurückge-
blieben! Ist das zu fassen?« Ich gebe Ratschläge, um mir
dann wieder anzuhören, dass die ja alle Käse sind, weil
»Homöopathie beim Nachbarn der Tante viel besser ge-
wirkt hat als dein Pharmascheiß«! Das mache ich gerne.
Immer wieder. Ich bin ja schließlich Krankenschwester.
Da ist man immer im Dienst.

Im Gegenzug lass ich mir dann mal den Börsenkurs erklären und weise auf das komische Geräusch meines Autos hin. Ob man da nicht mal auch … so im Gegenzug … mal eben drunterschauen könnte? Keine große Sache. Ich hol auch schon mal den Eisbeutel für das gestauchte Sprunggelenk. Eine Hand wäscht die andere. Nicht wahr?

3. »Fürs Medizinstudium hat es wohl nicht gereicht?«
Gereicht schon. Aber wollen muss man etwas ja auch. Was bei mir nicht der Fall war.

Leute, die solche Sätze sagen, fragen bestimmt auch eine Stewardess im Flieger nach Malle: »Na, zur Pilotin hat es wohl nicht gereicht?« Oder einen Bankangestellten: »Ein Aufsichtsratsposten kommt für dich nicht in Betracht?« Oder den Blumenmenschen auf dem Markt: »Eine Plantage in Holland wäre keine Option?«

Ich bin bewusst Krankenschwester geworden. Wie viele meiner Kolleginnen und Kollegen. Aus guten und genauso unterschiedlichen Gründen, wie Menschen eben verschieden sind. Klar: Manche haben den Plan, nach der Ausbildung vielleicht irgendwann doch noch Medizin zu studieren. Manche kommen, um Arztfrau zu werden. Jeder hat eben so seine Ziele im Leben. Ich persönlich wollte nie Ärztin werden.

4. »Schichtdienst? Arbeiten am Wochenende? Also für mich wäre das nix!«

Für uns auch nicht. In der Regel frieren wir ja die Patienten freitags ein und tauen sie dann am Montag wieder auf – wie @WonderinLisa auf Twitter mal so schön ulkte. Aber so ist es nun mal. Schichtdienst ist Fluch und Segen zugleich. Es gibt ja auch die Zeiten, in denen man unter der Woche als Ausgleich frei hat, oder die Stunden, die man vor dem Spätdienst beim Friseur verbringen kann. Nach der Schicht ging ich immer gern ins Kino. Ich mochte das Gefühl, nach dem Nachtdienst in die Federn zu fallen, während draußen der Tag begann.

Aber Schichtdienst bedeutet auch verebbende Sozialkontakte, weil man immer dann arbeitet, wenn die meisten freihaben. Man kann viele Sport- oder Sprachkurse nicht besuchen, da einem der Dienstplan einen Strich durch die Rechnung macht. Oft muss man bei Krankheit der Kollegen einspringen, denn die Personaldecke ist dünn. Da ist die Freude groß, wenn du nach Blick auf den Dienstplan siehst: Hach. Ich muss nicht einspringen – denn an diesem Tag arbeite ich sowieso schon.

Es ist anstrengend. Und es wird von Jahr zu Jahr schlimmer. Es fühlt sich an wie ein immerwährender Jetlag. Womit wir gleich beim nächsten Highlight sind, was die Kommentare der lieben Mitmenschen angeht …

5. »Aber das hast du doch vorher gewusst, oder?«

Ja. Das haben wir gewusst. Also – so grob. Wenn man allerdings gerade seine Ausbildung beginnt, denkt man weder an die Rente in 45 Jahren noch an die möglichen Auswirkungen des Schichtdienstes nach über 30 Berufsjahren. Da möchte man die Welt retten oder zumindest heilen. Die Augenringe der älteren Kollegen oder das Gejammer über schmerzende Rückenpartien übersieht und -hört man. Hey, bei mir wird das mal gaaaaaanz anders werden! Wir machen alles besser, schöner, größer, wenn wir jung sind. Vieles offenbart sich erst mit der Zeit. Das weiß man am Anfang noch nicht. Und man will es auch nicht wissen.

6. Du trinkst aber ganz schön viel Kaffee!

Ja, tue ich. Es ist das Getränk, das immer da ist und immer da sein muss. Leitungswasser wäre auch vorrätig. Aber Kaffee ist mehr als nur ein Getränk: Muntermacher, Seelentröster, soziales Bindemittel. Es ist noch nicht in Mode gekommen, den anderen zu fragen: »Wollen wir ein schönes Glas Wasser zusammen trinken?«, oder: »Gehst du noch mit rauf auf ein Glas Wasser?«

7. »Leute quälen – das macht dir doch in Wahrheit Spaß, nicht wahr?« (Zwinker-Zwinker)

Ernsthaft? Solchen Sätzen kann man nur mit geballter Ironie antworten: »Ja! In Wahrheit macht uns das tie-

risch an. Wir stehen auf den Schmerz der anderen! Aus
genau diesem Grund haben wir den Beruf gewählt.
Händchen halten und Trost spenden ist was für Anfänger.«

»Hören Sie mal«, möchte man tatsächlich am liebsten zu diesen lustigen Zeitgenossen sagen (gerne mit
ein wenig lauterer Stimme): »Geht's noch??«

Aber das kennen wir schon. Als Pflegepersonal bist
du alles: Barmherzigkeit in Person und Lustobjekt. Hure
und Heilige. Könner und Stümper. Je nachdem. Und
manche unterstellen uns eben sadistische Gelüste.

8. »Muss das nicht der Arzt machen?«
So heißt es oft von Patienten, wenn man ihnen einen
Zugang oder Katheter legt. Aber entscheiden Sie selbst,
wer das tun soll: der Arzt, der es schon einmal gesehen
hat, oder die Pflege, die es täglich mehrfach praktiziert?
Ansonsten: Natürlich. Immer der Arzt. Das schafft Frei-
zeit für uns. Danke dafür!

Selfempowerment

Es gibt Patienten, manchmal auch Angehörige, ja, hin
und wieder sogar Kollegen, die einem gerne sagen, dass
man ja »nur« die Krankenschwester sei. Nun. Sie, liebe
Leserin und lieber Leser, ahnen bereits, dass das eine
ziemliche Untertreibung ist.

Über die Jahre habe ich mir Fähigkeiten erarbeitet und antrainiert. Ich kann nicht verstehen, wie man das Wort »nur« überhaupt denken kann! Wir sind so viel mehr als »nur« die »kleine« Pflegekraft. Wir haben Fähigkeiten, von denen andere nur träumen können. Viele Menschen denken ja, dass wir den lieben langen Tag »Popos abwischen« und junge Ärzte in Putzkammern ziehen. Zumindest wenn man den Sprüchen in den sozialen Netzwerken Glauben schenken will.

Die würde ich gerne mal einen Tag lang in meinen Schuhen durch die Notaufnahme laufen lassen. Damit sie erleben, wie das ist, »nur« die Krankenschwester zu sein.

Überhaupt: »Nur« wischen oder Patienten umziehen? Das sind Fähigkeiten, die muss man erst einmal draufhaben. Denken Sie daran, wie schmerzhaft eine Verstauchung oder ein Knochenbruch ist. Da muss man beim Ausziehen zur Untersuchung ein Höchstmaß an Vorsicht und Geschicklichkeit an den Tag legen. Alte, meist verfrorene Menschen darf man oft Schicht um Schicht entblättern: Zuunterst kommt die Strumpfhose. Dann die Unterhose. Ich gebe zu: diese Reihenfolge verblüfft auch mich. Es folgt die lange Unterhose. Darüber ein Angora-Schlüpfer. Obenherum ein Unterhemd. Darüber der BH. Zur Sicherheit ein Korsett. Gefolgt von einem Angora-Unterhemd. Der krönende Abschluss: ein Nierenwärmer. Darüber dann das, was man sieht. Hose oder Rock mit winzig kleinen Knöpfen oder Ösen. Bluse. Pullover. Wams. Dicke Jacke. Es ist immer wieder erstaunlich, wie aus einer voluminösen Dame eine kleine, klapprige Gestalt wird. Wie ein kleiner Vogel, der sein prächtiges Kleid verloren hat. Quasi ein Mensch in der Mauser.

Die Männer sind ebenfalls verfroren. Aber bei Weitem nicht so aufwendig in ihrer Kleidung wie die Damen. Die langen Unterbuxen werden von selbst gestrickten Socken mit einem altmodischen Sockenhalter am Bein gehalten. Unterhemd. Angora-Langarmhemd. Darüber ein Nierenwärmer. Langarmshirt. Hemd. Pullover. Wams.

Ich schweife in dieser epischen Breite ab, damit Sie sehen, dass eine gewisse Vorarbeit vonnöten ist, bevor wir überhaupt zum eigentlichen »Geschäft« kommen.

»Nur« der Handlanger des Arztes? Wie oft haben wir schon Leben gerettet, weil der junge Assistenzarzt zu unerfahren war? Natürlich kommt es auch umgekehrt vor, dass wir mal ein Brett vorm Kopf haben, keine Frage. Wir sind jedoch nicht die »kleinen« Gehilfen, sondern im besten Fall ein Team. Eine Krankenschwester aus Hamburg schrieb auf Twitter: »Pflegekräfte sind Spezialisten, Coaches, Improvisations- und Organisationstalente, extrem belastbar und saucool. Und sie tragen keine Häubchen.« Amen dazu! Ich bin immer ganz glücklich, wenn ich solche Tweets lese.

Was mir immer mehr auf den Senkel geht, ist die geringe Wertschätzung. Anerkennung kann man nicht einfordern. Am besten ist es, wenn ich sie mir selbst entgegenbringe, aus einer inneren Stärke heraus. Wenn ich allerdings aus meinem Hamsterrad der vielen Überstunden, 100 000 Anforderungen, schlecht gelaunten Kollegen und vielem mehr nicht mehr aussteigen kann, dann sieht es düster aus mit meiner eigenen Wertschätzung. Wie will ich sie einfordern, wenn ich sie mir selbst nicht zugestehen kann?

Manchmal muss man sie allerdings tatsächlich von außen einfordern. Ich saß schon in dem einen oder anderen Gerichtssaal, weil ich mir keine Beleidigungen mehr anhören wollte.

Wie wäre es, wenn wir Pflegekräfte alle mal ein bisschen aufrechter gingen? Stolz auf das wären, was wir können und tagtäglich anwenden? Und wenn wir einen Kollegen sehen, der gebückt durch den Tag schleicht, sollten wir ihn nicht daran erinnern, wer wir sind, wer wir sein wollen? Und auch daran, wer wir einmal waren und warum wir mit alledem angefangen haben?

Und dann behandeln wir die Patienten so, wie wir und unsere Angehörigen auch gerne behandelt werden würden. Eine Bekannte erzählte mir einmal, was sie auf einer Onkologie-Station erlebt hatte. Mit ihr wurde nur das Nötigste geredet: »Da wurden mir nur die Infusionen abgestöpselt oder wieder hingefummelt. Mehr ließ die Zeit nicht zu. Das war ein blödes Gefühl!«

»Wie? Da hat niemand mit dir gesprochen? Ein persönliches Wort an dich gerichtet? Dir mal über den Arm gestreichelt?«

»Nein.«

Schlicht und einfach war dieses »Nein«. Natürlich gibt es solche Tage, an denen man einfach mal die Klappe hält. Oder die Empathie auf Sparflamme läuft. Ja. Die gibt's. Dennoch, ich bleibe dabei: Kleinigkeiten müssen sein. Für ein kurzes Gespräch, eine kleine Handreichung, was auch immer, ist immer Zeit. Oder auch eine Erklärung, warum es jetzt »husch, husch« gehen muss.

Es erstaunt mich nach all den Jahren immer wieder, dass es offensichtlich genügend Kolleginnen gibt, die solche Gedanken nicht hegen und pflegen. Ich hatte und habe Glück: In meinem direkten Arbeitsumfeld kenne ich das nicht. Ich lese viel darüber und höre zu, was Patienten von ihren Erlebnissen erzählen. Manchmal ist es erschreckend. All diese »grumpy« Kollegen. Himmel!

Wir sind Profis. Durch manches muss man durch. Das kann man auch schweigend, aber einigermaßen freundlich gestalten. Stress hin oder her – im Falle meiner Bekannten kann mir keiner erzählen, dass für kleine Gesten der Zuwendung keine Zeit ist. Ja, es ist in der Pflege mitunter extrem stressig. Aber man kann auch bei den Routinearbeiten den Menschen ein gutes Gefühl geben – beispielsweise indem man nicht über den Patienten hinwegredet. Sondern *mit* ihm redet. Den Erklärbären gibt. Auch wenn es der 25. Patient an diesem Tag ist: Für ihn ist alles neu. Das darf man nicht vergessen.

Und man kann und darf Menschen berühren, ohne übergriffig zu werden. Die Hand über die des anderen legen. Auf die Schulter. Grobe und schnelle Bewegungen vermeiden. Eine Decke holen. Ich bin großer Decken-drüberwerf-Fan: Frisch eingeliefert und möglicherweise leicht bekleidet in einer Notaufnahme zu sein, ist eine Ausnahmesituation. Da braucht es etwas, das einen »schützt«: eine Decke. Es ist immer wieder zu sehen, wie man mit so einfachen Mitteln ein Gefühl von Sicherheit herstellen kann. Abgesehen davon frieren Menschen ab einem gewissen Alter immer, ständig und stets.

Wir Pflegekräfte müssen Geduld haben. Angehörige miteinbeziehen, wenn es passt. Oder sie beruhigen. Darüber hinaus gibt es noch unendlich viele Möglichkeiten, wie man nett mit anderen umgeht. Wenn ich manchmal zur Arbeit komme und eine der Internistinnen sehe, streiche ich ihr hin und wieder über den Rücken, weil ich mich freue, sie zu sehen. Dann dreht sie sich um und sagt: »Weißt du eigentlich, wie gut das tut?« Ja. Es tut gut. Und ja: Es ist ein Prozess, der jeden Tag geübt und gelebt sein möchte. Das gelingt manchmal überraschend gut und leicht. An anderen Tagen misslingt es. Dann kommt ein neuer Tag. Und es geht weiter mit der Pflege, die wir uns für uns oder für unsere Angehörigen wünschen würden.

Apropos Angehörige …

Die lieben Angehörigen

Ich weiß, dass Angehörige sehr wichtig sind. Als Seelentröster, Händchenhalter, Wasserflaschenbringer und Ladekabelorganisator und Angstminimierer. Einmal rammte ich mir bei der Arbeit einen riesigen Splitter unter den Nagel. Ich neige keinesfalls zur Übertreibung, liebe Leserinnen und Leser. Gut war, dass ich gleich verarztet werden konnte, weil ich mich ja bereits in der Notaufnahme befand. Blöd war, dass aus ebendiesem Grund natürlich kein Angehöriger zugegen war. Was hätte ich darum gegeben, wenn mir jemand die gesunde Hand bei der örtlichen Betäubung gehalten hätte. Oder mich hinterher gestützt hätte. So musste ich mich erst mal danach an die frische Luft setzen und verschnaufen.

Andererseits habe ich auch die Erfahrung gemacht: Wenn man richtig daniederliegt, ist es egal, ob einer dabei ist oder nicht. Weder kann der andere den Schmerz abnehmen noch lindern. Selbst nicht durch Anwesenheit. Man bekommt es schlicht nicht mit, weil man so intensiv mit sich und dem Schmerz beschäftigt ist. Der andere kann in diesem Fall natürlich gut als Fürsprecher dienen, wenn man selbst nicht mehr in der Lage dazu ist. Das ist der Augenblick, wo Ihnen kein Personal der Welt Ihren Angehörigen verwehren würde. Sie sehen: Ich kenne – allein schon alters- und erfahrungsbedingt – beide Seiten.

Im Krankenhaus lautet die Antwort auf die Frage, ob man »mit reindarf«, aus guten Gründen zunächst: »Bitte bleiben Sie erst einmal weg!« Ich erkläre Ihnen gern, warum: Natürlich dürfen Angehörige mit in die Notaufnahme. Das ist gar keine Frage. Ich würde auch meinen kranken Angehörigen beistehen wollen, wenn sie ein schlimmes Schicksal ereilt hat. Genauso, wie ich mir als Patientin wünschen würde, dass ich jemanden an meiner Seite habe, der mir vertraut ist. Man fühlt sich sicherer. Nicht so allein in der fremden Welt einer Klinik.

Aber ergibt es Sinn, wenn fünf Menschen einen Grippekranken begleiten, sie alle zunächst im Warteraum sitzen und sich selbst sowie sämtliche anderen Wartenden anstecken? In so einem Warteraum tummeln sich Viren und Bakterien, deren Namen Sie möglicherweise noch nie gehört haben und die sich alle über »Frischfleisch« freuen. Ist es hilfreich, sich mit der kompletten Verwandtschaft in eine Virenhölle zu begeben? Weder die Patienten noch wir wissen mitunter, welche Krankheit jemand hat. Bei jeder Grippewelle liest man, dass man Plätze meiden soll, wo sich viele Menschen gleichzeitig aufhalten. Für ein Krankenhaus gilt das auch, liebe Leserinnen und Leser. Da nützt es auch schon fast nichts, wenn man sich beim Betreten und Verlassen des Krankenhauses die Hände am aufgestellten Desinfektionsmittelspender einreibt. Eine »Reinwaschung« wie am Weihwasserbecken in der Kirche gibt es hier weniger. Denken Sie also nicht nur an das Wohl dessen, den Sie da begleiten – denken Sie auch an das Ihre.

Dazu kommt: Angehörige können unglaublich anstrengend / liebevoll / überbesorgt / zeitaufwendig / nervenaufreibend / hysterisch / fürsorglich sein. Wie man halt so in Ausnahmesituationen im Leben reagiert. Da ist jeder Mensch anders. Das ist auch vollkommen in Ordnung, allerdings macht uns das oft die Arbeit schwer, wenn man sich um den Patienten UND den Angehörigen kümmern muss. Das Augenmerk ist sozusagen aufgesplittet.

Es gibt viele Beispiele, die zeigen, dass Angehörige nicht immer hilfreich sind, wenn es um die Patientenversorgung geht: Da ist die Mutter, die unbedingt mitkommen will, wenn dem 16-jährigen Herzensbüblein eine kleine Wunde am Finger genäht werden soll. Sie fällt prompt in Ohnmacht. Der Bub muss warten, bis wir uns um Mutti gekümmert haben.

Oder die Angehörige, die schnell noch was mit ihrer Schwester besprechen möchte. Sie redet minutenlang auf die Kranke ein und will gar nicht mehr aufhören. Wir können in dieser Zeit keinerlei Behandlungen durchführen. Anschließend werden wir von ihr gefragt, warum das hier alles so lange dauert.

Oder: Eine 33-Jährige beschwert sich in sehr aggressivem Ton darüber, dass ihr Freund nicht zu den Untersuchungen mitkommen darf. Er sei immer und überall dabei. Der Besagte steht wie ein Bodyguard daneben.

Ohne ihn, so sprach sie sehr bestimmt weiter, verlasse sie sofort die Notaufnahme und verklage uns, sollte sich herausstellen, dass ihre Magenschmerzen ein fürchterlicher Tumor wären, der wahrscheinlich sofort explodieren könnte. Um es zu bekräftigen, wirft der Freund ein »Genau, du blöde Schlampe!« hinterher. Damit meint er mich. Nicht die Geliebte.

Beim nächsten Fall steht der Gatte einer Patientin immer da, wo wir uns gerade befinden, schön mitten im Weg. Schließlich möchte er ganz genau sehen, was wir da so machen. Auf die Aufforderung, sich mal hinzusetzen, damit wir die Frau behandeln können, reagiert er mit Unverständnis. Er erzählt, dass er alle Folgen von *In aller Freundschaft* und *Emergency Room* gesehen hat. Jetzt möchte er sich hautnah ein Bild verschaffen.

Als wir einen Patienten mit Krampfanfall versorgen, macht es hinter dem Vorgang, der die Behandlungsliegen trennt, klonk. Der Angehörige ist wegen der Gefahrenlage, die er nur hört, aber nicht sieht, umgefallen. Er hat eine Kopfplatzwunde, die genäht werden muss.

Natürlich haben sie alle Angst um ihre Liebsten. Aber wir als Personal wollen ja vor allem eins: dem Patienten helfen. Ihn behandeln, betreuen, ihm helfen und ihn im besten Falle heilen. Ihm gilt unsere Aufmerksamkeit. Und dann können alle anderen dazukommen. Erzählen und plaudern, trösten und aufmuntern.

Von manchen Begleitungen wird man leider als natürlicher Feind betrachtet, der offensichtlich nur Böses im Schilde führt. »Wie – ich darf nicht rein? Bitch! Meine Schwester hat sich den Fuß umgeknickt und braucht mich dringend!«

Eine Kollegin erzählte mir einmal von »ihrer« Notaufnahme in einer anderen Stadt: Wie einer ganz nah rankam, auf ihr Namensschild schaute und sagte: »Wenn ich jetzt nicht mit reindarf: Ich hab daheim noch ein Messer! Das geh ich dann mal holen.« Hallo? Geht's noch? Wir sind die Guten! Wir helfen. Wir pflegen. Wir tragen sogar weiße Kittel als Zeichen der Unschuld.

Es gibt allerdings auch Angehörige, die wir sofort mitnehmen. Denn – Überraschung! – manchmal haben wir nicht nur ein Händchen für Menschen, sondern auch ein Gespür dafür, dass es besser ist, wenn eine Begleitung da ist. Ich meine nicht nur bei Kindern oder Menschen mit Behinderungen sowie Demenzerkrankungen. Ich meine eine ganz persönliche Not, die man fühlt. Wenn man in der Pflege arbeitet, dann entwickelt man über die Jahre eine Art siebten Sinn für das Leid anderer. Dann weiß man, in welchem Fall es einem Patienten wirklich hilft, wenn ein Angehöriger dabei ist, der genau am richtigen Platz sitzt, der den Kranken und auch uns unterstützt. Dann ist es gut, dass diese Menschen da sind.

Für alle anderen gilt: Manchmal lassen wir Sie auch einfach nicht in die Notaufnahme, um Sie zu schützen. Weil dort Dinge passieren, die sensible Gemüter überfordern würden: Gerüche, Untersuchungen mit komischen Geräuschen, die Sie nicht einordnen können. Eine Gipssäge im Zimmer nebenan hört sich schauerlich an. Demente Patienten, die schreien. Menschen, die sich übergeben müssen. Die Liste ist lang.

In der Notaufnahme –
Treten Sie ein!

Nun wird es Zeit, dass ich die Türen zu den Behandlungsräumen endlich für Sie öffne.

Willkommen zunächst an einem ganz normalen Tag ohne besondere Vorkommnisse, den ich hier mal für Sie zusammengefasst habe. Falls Sie sich wundern, warum so wenig Blut spritzt, warum das Personal nicht zwecks innigem, liebevollem Austausch in die Lagerräume verschwindet oder warum nicht permanent und ständig reanimiert wird sowie kaum die Rede von abgerissenen Armen ist: Das Leben ist doch meistens recht banal. Auch in der Notaufnahme. Und ja: Manchmal würden wir uns auch mehr »Action« wünschen, wie in all den schön gefilmten Arztserien.

Ein ganz normaler Tag in der Notaufnahme

Die Sonne bricht an diesem Donnerstag hinter den Wolken hervor – genau in dem Augenblick, als ich bei der Arbeit ankomme. Vorher: Regen. Tropfend und schlotternd ziehe ich mich zum Dienst um. Kasack – das Oberteil –, Hose, Turnschuhe. Die Wege sind weit, die man den ganzen Tag über zusammenläuft. Die Zeiten der Kleider, des Häubchens und der lauten Clogs sind Gott sei Dank lange vorbei.

Ein kurzer Kaffee, und dann geht es auch schon los. Die Notaufnahme ist so voll, dass ich sofort anfange, die Melodie von Tetris zu summen. Belegte Liegen kreuz und quer im Gang, Rollstühle sowie eine lange Liste mit Patienten auf einem Übersichtsmonitor lassen mich in den Arbeitstag starten. Das kann ja heiter werden.

Die Angehörigen, die ich nach der Übergabe bei unserem Personalwechsel aufgerufen habe und die nicht gekommen sind, beschweren sich, weil ihnen niemand über den Zustand der Oma Bescheid gegeben habe. Dann fällt ihnen ein, dass sie eine rauchen waren.

Eine Patientin braucht noch ein Antibiotikum. Aber erst, nachdem sie bei der Computertomografie – eine computergestützte Röntgenuntersuchung – war. Danach kann sie zur Weiterbehandlung auf ihre Station.

Die Patientin, die bei der Computertomografie war und anschließend ihr Antibiotikum bekam, muss doch noch einmal zum Röntgen.

Die Patientin, die bei der Computertomografie war, ihr Antibiotikum bekam und aktuell beim Röntgen sitzt, wird jetzt abgeholt. Die Mitarbeiterin ist ärgerlich, weil sie nun warten muss. »Als hätte ich nix anderes zu tun!« Ich verstehe sie, kann es aber leider auch nicht ändern.

Eine Mitarbeiterin der Rettungsleitstelle, die zukünftige Patienten ankündigt, ruft so oft an, dass ich mich mit ihr auf einen Kaffee verabreden möchte.

Die nächste Patientin, die vom Rettungsdienst gebracht wird, hat einen multiresistenten Keim (MRSA), wie ich zufällig in den Akten las. Dafür müssen spezielle Hygienemaßnahmen getroffen werden, wie zum Beispiel Zimmer aus- und aufrüsten, um andere und nachfolgende Patienten nicht anzustecken. Was bedeutet, dass man alles, was sich bewegen lässt – außer der Liege und dem Patienten –, aus dem Zimmer räumt. Kein Keim der Welt soll mit dem beweglichen Mobiliar in Berührung kommen. So befindet sich dann alles in einem Wagen vor der Tür: vom Tupfer bis zum Stauschlauch, vom Wattestäbchen zur Keimgewinnung bis hin zum Fieberthermometer. Es ist sehr zeitintensiv, so zu arbeiten. Zumal man sich jedes Mal, wenn man dieses Zimmer betritt, Schutzkleidung anziehen muss: Haube für die Haare, Mundschutz, Überkittel und Handschuhe.

Schön wäre gewesen, man hätte es vorher gewusst. Dann hätte man Vorbereitungen treffen können. Denn: Das Zimmer, das in der Notaufnahme für Patienten mit MRSA vorgesehen ist, ist belegt: von der Patientin, die bei der Computertomografie war, ihr Antibiotikum bekam und jetzt auch ihr Röntgenbild hat. Aber die Stationsmitarbeiterin ist schon gegangen: »Ich komm doch nicht ständig, um Leute abzuholen, die nicht fertig sind!«

Als ich für einen schnellen Kaffee in den Aufenthaltsraum gehe, stelle ich fest: Die Kaffeepads sind alle. Na bravo! Ein Glas Wasser ist ein schlechter Ersatz – muss aber reichen.

Wieder zurück in der Notaufnahme, braucht eine spastisch gelähmte Frau einen Oberarmgips, den wir nur zu dritt anlegen können. Zwei müssen dafür den Arm in der richtigen Stellung halten, eine legt den Gips an. Wir schwitzen alle sehr.

Die Patientin, die sich vor Kurzem erst den einen Arm und jetzt den anderen gebrochen hat, beschwert sich lautstark und ausgiebig über ihr Handy, das »Scheißding«, das nur noch 39 Prozent Akku hat. Jetzt – wo sie doch ihre Eltern anrufen will. Beim Gipsen redet sie ununterbrochen von und mit ihrem Handy und kann nicht still sitzen. Wir gipsen auch hier zu zweit. Das Telefon steht währenddessen natürlich nicht still.

Nach dem Gipsen bin ich bei der Patientin mit dem multiresistenten Keim und nehme ihr Blut ab. Das Labor ruft an. Die Patientin hat doch keinen Keim mehr. Hurra! Mein Jubel klingt etwas dumpf unter dem Mundschutz hervor, während der Schweiß netterweise

von der Schutzhaube aufgesogen wird. In kompletter
Schutzkleidung wird einem warm. Sehr warm. Wie ein
Wollpullover, den man über einem Wollpullover angezogen hat. Nach der Behandlung wechsle ich meinen
schweißnassen Kittel.

Anschließend gehe ich in die Pause. Dort esse ich
einen Salat und sehe dabei Nachrichten über gestran-
dete Pottwale im Fernsehen. Man betont, wie wichtig
die fachgerechte Entsorgung der Kadaver sei, da Pottwale sonst durch Fäulnisgase »explodieren«. Das Ganze
wird gezeigt. Es ist unschön.

Eine Kollegin verlegt während meiner Pause Patienten in andere Zimmer. Der Strom der Patienten reißt
nicht ab. Ich bin verwirrt, weil sich alle Patientinnen
ab 85 Jahren an diesem Tag sehr ähnlich sehen: klein,
dünn, graue kurze Löckchen. Ich muss höllisch aufpas-
sen, dass ich sie nicht verwechsele.

Einer Patientin, die sich nicht traut, aufzustehen,
schiebe ich die Bettpfanne unter. Sie musste wirklich.
Die Schüssel ist so voll, dass sie beim Hervorziehen
überschwappt und alles überschwemmt. Nun will sie
doch aufstehen, damit ich die Liege frisch machen kann.

Im Flur steht der Drucker. Aber er funktioniert nicht.
Ausgerechnet jetzt, als der Arzt gefühlte 200 Seiten aus-
drucken möchte. Der Techniker ist informiert, wartet
aber auf ein wichtiges Teil, das erst am Montag gebracht wird. Jetzt drucken wir auf einem Drucker am
anderen Ende der Notaufnahme. Denn nicht nur der

Arzt druckt – auch wir tun das beständig. Wir trösten uns damit, dass jeder Schritt fit macht!

Ein alkoholisierter Mann wird mit Polizeischutz gebracht. Er hatte sich mit vollem Körpereinsatz gesträubt, ins Krankenhaus gebracht zu werden. Nun krakeelt er herum. Die Polizei kann wegen eines anderen Notfalls nicht bleiben. Sowie der Kopf des Betrunkenen die Liege berührt, schläft er Gott sei Dank sofort ein. Kurz danach schnarcht er so laut, dass man es durch die ganze Notaufnahme hören kann. Der Raum füllt sich bei jedem Schnarcher mit stark alkoholisierter Ausatemluft. Beim Betreten des Zimmers schlagen wir die Hacken zusammen und rufen mit einem Hicksen: »Skol, Miss Sophie.«

Und wieder schrillt das Telefon. Es schrillt übrigens immer. Den Klingelton sowie die Lautstärke kann man nicht verändern. Das ist sehr schade. Es schrillt also. Die Röntgenassistentin keift am anderen Ende in den Hörer, wo ihre Patientin bleibe. Schließlich habe sie auch noch anderes zu tun, »Himmelherrgott noch mal«. Das Telefon klebt mir dabei wieder einmal zwischen Ohr und Schulter, denn ich mache gerade eine sehr alte Patientin sauber, die sich nicht mehr bewegen kann – geschweige denn auf Toilette gehen. Nach fünf langen Tagen der Verstopfung hat sie nun endlich Stuhlgang. »Alles raus, was keine Miete bezahlt!«, sagt der Kollege lakonisch im Vorbeigehen. Witzbold.

Der Betrunkene zwei Zimmer weiter wacht auf und

brüllt, dass er dringend mal müsse. Wir halten ihn zu
zweit aufrecht, weil er nur im Stehen pinkeln kann und
mag, sonst »hau ich euch aufs Maul!« Das wollen wir
vermeiden. Danach sinkt er mit unserer Hilfe wieder
auf die Liege und schläft sofort wieder ein. Das Spielchen machen wir vier weitere Male. Dabei bemühen
wir uns wegzuhören, wenn er uns als »blöde, verfickte
Arschlöcher« bezeichnet.

Ein junger Mann hat irgendwie ein »komisches Gefühl«. Das möchte er jetzt gerne einmal abgeklärt
haben. Schließlich zahle er ja in die Krankenkasse ein.
»Da muss was drin sein, dass ich Hilfe in Anspruch
nehme, wenn ich sie als nötig erachte!« Das »komische
Gefühl« ist weder Schmerz noch Kribbeln oder eine
Lähmungserscheinung oder sonst irgendetwas, was er
benennen könnte. Nur so ein komisches Gefühl eben.
Irgendwie. Und er möchte es JETZT abgeklärt haben.
Er fühle sich als Notfall. »Definitiv.« Er liegt mit dem
besoffenen Mann zusammen, weil es keinen anderen
Platz mehr gibt. Das macht ihn demütig und dankbar.
»Was es nicht alles gibt! Voll krass hier!« Vielleicht liege
sein »komisches Gefühl« auch daran, fällt ihm ein, dass
er die letzten Tage recht wenig geschlafen habe. Er habe
wichtigen Besuch gehabt. Dabei zwinkert er uns ver-
schwörerisch zu.

Ein Patient überreicht mir seine aktuelle »Beschwer-
deliste«. Ich lese – liebevoll notiert auf einem Stück ka-
riertem Papier – von »Pressversuchen« bei Problemen

mit dem Stuhlgang seit zwei Tagen und »teilweiser Darmentleerung unter erheblichen Schmerzen«. Für ein Klistier fehlte ihm im Endeffekt der Mut. Daher hat er den Versuch abgebrochen und ersucht nun meine Hilfe bei der vollständigen Darmentleerung.

Neben einer 70-Jährigen sitzt im Chanel-Kostüm ihre Schwester. Die aufgespritzten Lippen schimmern vom Lipgloss, das sie beständig aufträgt. Aufmerksam beobachtet sie alles, was um sie herum passiert, um dann trocken zu kommentieren: »Meine Güte. Hier ist ja mehr Verkehr als in manchem Ehebett!«

Im Nebenzimmer werden laut Marienlieder gesungen. Sie schallen mit klagender Stimme durch die ganze Notaufnahme. Das wird den frischen Oberschenkelhalsbruch der an Demenz erkrankten alten Dame nicht heilen – aber ihre Seele vielleicht schon.

Irgendwann gehen wir nach Hause. Alles wie immer.

So, liebe Leserinnen und Leser. Nun haben Sie einen ersten kleinen Einblick in das Rund-um-die-Uhr-Geschäft einer Notaufnahme bekommen. Die unzähligen Verbände und Pflaster, die ich nebenbei wickelte und aufklebte, all die EKGs, die ich seitenlang schrieb, die Blutdrücke, Körpertemperaturen, Pulse, die ich maß, sowie die 700 weiteren Tätigkeiten habe ich Ihnen erspart. Niemand will Routine lesen.

Der Nocebo-Effekt –
oder wie man mit Patienten spricht

Eines meiner Hauptaugenmerke ist es, Angst zu nehmen. Vertrauen zu schaffen. Im Krankenhaus ist Angst allgegenwärtig. Sie erschüttert und zerrüttet Patienten und kann ihre Gesundwerdung erheblich beeinträchtigen. Der Faktor Angst ist im System Krankenhaus nicht vorgesehen, die zeitlichen Abläufe und die wirtschaftlichen Zwänge wirken dem sogar entgegen. Trotzdem glaube ich, dass man diesem System durch Kleinigkeiten entgegenwirken kann.

Zum Beispiel ist da der Alarmton des Monitors, an den eine Patientin zur Überwachung angeschlossen ist. Er schlägt immer dann an, wenn ihr Puls über dem eingestellten Normwert liegt. Dieser Alarm ist bis in die letzten Zimmer zu hören. Er ist harmlos, aber ertönt immer wieder.

»Stört dich der Alarm nicht?«, frage ich einen noch unerfahrenen Kollegen scheinheilig.

»Aber nein!«, antwortet er artig.

Ich möchte ihn ein bisschen durchschütteln und sagen: »Aber deine Patienten vielleicht – du Pappnase! Das macht ihnen Angst. Sie können es nicht einordnen. Mach es aus! Jetzt!«

Mach ich aber nicht. Ich bin meistens ein netter Mensch, und da schüttelt man seine Kollegen nicht durch. Vor allem nicht die, die noch neu sind. Ich drücke den Alarm weg. Der jugendliche Kollege wird ein Referat über Nocebo hören. So wie Sie, liebe Leserinnen und Leser.

So schön es auch ist, dass der Piepton den Kollegen nicht stört, weil er ihn kennt und einschätzen kann – der Patient hört einen permanenten Alarm.

Den Placebo-Effekt kennen die meisten Menschen. Der Nocebo-Effekt ist das negative Gegenstück dazu. Die Begriffe kommen aus dem Lateinischen. Placebo steht für »Ich werde gefallen«. Dieser Effekt tritt ein, wenn ein Mittel ohne Wirkstoff, also ein Scheinmedikament, Schmerzen lindert. Beim Nocebo-Effekt ist es genau andersherum. Der Begriff bedeutet »Ich werde schaden«. Eine negative Reaktion des Körpers auf eine medizinische Behandlung wird durch negative Einstellung, Angst oder frühere negative Erfahrungen hervorgerufen. Da, wo mithilfe der Placebo-Effekte Schmerzen gelindert werden können, verschlimmert der Nocebo-Effekt die Beschwerden. Es treten sämtliche Nebenwirkungen eines Medikaments auf, und überhaupt passiert alles nur Denkbare. Quasi »worst case ever«. Seele und Geist interagieren mit dem Körper aufs Vortrefflichste. Das, was ich erwarte, tritt ein. Woran ich glaube, passiert.

Prinzipiell geht es beim Nocebo-Effekt zuerst einmal um eine Reaktion auf ein medizinisches Präparat. Die Pharmafirmen sind aufgrund immer strengerer Sicherheitsbestimmungen verpflichtet, jede Nebenwirkung, die jemals irgendwo aufgetreten ist, im Beipackzettel aufzulisten, und sei sie noch so selten. Wer einmal aufmerksam den Beipackzettel eines »normalen« Schmerzmittels liest, wird entsetzt sein, welche Nebenwirkungen eintreten könnten. Auch wenn die Wahrscheinlichkeit größer wäre, von einem Blitz erschlagen zu werden, als »Pusteln« zu bekommen. Hauptaufgabe eines Beipackzettels ist letztlich nicht die allumfassende Information des Patienten – Pharmakonzernen geht es in erster Linie darum, mögliche Schadensersatzansprüche zu vermeiden.

Doch Medikamente sind das eine. Im Krankenhaus sehen wir oft, wie dieser Nocebo-Effekt loslegt, wenn wir, das medizinische Personal, mit Patienten sprechen. Wir erleben jeden Tag, dass eine Behandlung oder eine Diagnose praktisch bei jedem Menschen andere Folgen haben kann. Was auch oft an unserer Sprache liegt. Oder an nicht ausgeschalteten Monitoren. An Geräuschen aus dem Nebenzimmer. An Geplauder auf dem Flur über jemand ganz anderen, das der Patient auf sich bezieht.

Wir verwenden oft eine Sprache, die dem Laien nicht vertraut ist.

Der amerikanische Kardiologe und Friedensnobelpreisträger Bernard Lown hat einmal den schönen Satz geprägt: »Ich kenne nur wenige Heilmittel, die mächtiger sind als ein sorgsam gewähltes Wort.« Denn in dem unsicheren Zustand, in dem man sich im Krankenhaus beispielsweise während des Wartens auf eine Diagnose befindet, legen Patienten jedes Wort auf die Goldwaage.

Nun kann man in Stress und Hektik nicht jede Äußerung erst einmal sorgsam wienern und schrubben. Aber man sollte sich dessen bewusst sein, was man alles damit anrichten kann. Hier eine kleine Auswahl an täglich sorglos vor sich hin geblubberten Sätzen:

»Das wird jetzt etwas wehtun!« (Ahhhhhhh! Es fehlt nur noch der Trommelwirbel.)

»Ist Ihnen übel?« (Jetzt, wo Sie es erwähnen …)

»Melden Sie sich, wenn Sie Schmerzen haben.« (Ich wäre die Erste, die sofort »Hier« schreien würde.)

»Sie brauchen jetzt keine Angst zu haben.« (Hat eigentlich jemals schon einer diesem Satz Glauben geschenkt? Es bricht höchstens Panik aus!)

»Probieren wir doch mal dieses Mittel aus.« (Ja bin ich denn ein Versuchskaninchen?)

»Bei einigen Patienten zeigt es ganz gute Ergebnisse.« (Ich bin aber nicht »einige Patienten«.)

»Wir legen Ihnen jetzt eine Nadel!« (Nadeln gibt's beim Stricken. Nicht in der Medizin. Das sind Zugänge!)

»Dann machen wir Sie jetzt fertig!« (Gemeint ist die Vorbereitung zur Operation. Bei dem Satz wäre ich auch schon fertig!)

»Wir schläfern Sie jetzt ein.« (Hahaha. Wie lustig! Nicht.)

»Wer hat den Giftschlüssel?« (Als unkundiger Patient würde ich jetzt sehr unruhig werden. Die wollen mir

Gift verabreichen??? Dabei sind stark wirksame Medikamente gemeint, die gut helfen. Es naht nicht das Gift, sondern erstklassige Hilfe!)

»Wollen Sie, dass alles gemacht wird?«, so fragte mal eine junge Ärztin die Tochter eines Patienten an dessen offensichtlichem Lebensende. Sie meinte intensivmedizinische Maßnahmen. Wollen? Alles? Das ist der Papa. Natürlich will ich, dass alles medizinisch Mögliche unternommen wird.

Kein Angehöriger würde hier auf die Idee kommen zu sagen: »Aber nein. Das lassen wir jetzt so.« Natürlich will man das Beste für den Angehörigen und nie das Gefühl haben, nicht »alles unternommen« zu haben. Worüber nicht gesprochen wurde, war, was es bedeutet, »alles« zu machen, wohin es führen würde und was es für den Patienten bedeutet: nämlich alles vom Röntgenbild über den Blasendauerkatheter, Antibiotika und unzählige andere Medikamente (die immer Nebenwirkungen haben und weitere Medikamente nach sich ziehen) bis hin zur irgendwann fälligen Reanimation und Intubation. Und dann liegt der Patient wochenlang künstlich beatmet auf der Intensivstation zwischen Leben und Tod. Bis ihn dann doch irgendwann eine Lungenentzündung dahinrafft. Friedliches, würdevolles Sterben sieht für mich anders aus. Und die Kunst ist es auch, zu wissen, wann man »der Natur« ihren Lauf lässt, wie es ein Anästhesist mal so schön ausgedrückt hat. Dazu gehören aber viele ausführliche Gespräche mit den Angehörigen. Im besten Falle haben Patient und Angehörige im Vorfeld darüber gesprochen, welche Maßnahmen in solch einem Fall getroffen werden sollen und welche nicht.

Viele, viele Sätze, die für den Laien missverständlich sind, werden tagtäglich gesprochen.

»Sie werden jetzt in viele dünne Scheiben geschnitten.« (Verständlicher wäre: »Es wird eine Computertomografie gemacht, bei der Schichtaufnahmen Ihres Körpers gemacht werden.«)

»Sie sind ein Risikopatient.« (»Sie haben Diabetes, sind Raucher oder haben Übergewicht. Das ist für Ihre Gesundheit nicht zuträglich.«)

»Sie tragen eine Zeitbombe in Ihrer Brust.« (»Sie haben eine ernsthafte Herzerkrankung, die wir schnellstmöglich behandeln müssen.«)

»Wir müssen den Krebs mit einer Chemotherapie bekämpfen!« (»Diese Medikamente werden Ihnen helfen, und Sie können lebenserhaltend wirken!«)

Bei solchen Aussagen muss man sich nicht wundern, wenn sensible Zeitgenossen vor Angst schlottern. Diese Sprache sorgt dafür, dass alles etwas diffus bleibt. Eine genaue Erklärung bleibt aus – wo das Risiko ist, was mit tickender Bombe gemeint ist. Man schreibt dem oft unwissenden Patienten mehr Vorwissen zu, als er meistens tatsächlich hat. Wer wiederum erlebt hat, wie Worte auf Patienten wirken können, wird sich um eine empathischere Sprache bemühen. Ich selbst habe durchs Scheitern gelernt, mich patientengerecht auszudrücken. Denn wer es einmal verbockt hat, wird es beim nächsten Mal schon viel besser machen! Wer sich selbst im Alltag beobachtet, weiß, wie man so als Mensch tickt und wie man wider besseres Wissen in sämtliche Fallen latscht. Man schätzt Individualität. Das Gefühl, nicht 08 / 15 zu sein. Eine günstige Creme kann nie so wirksam gegen Augenringe sein wie ein teures, edel verpacktes Produkt. Auf den medizinischen Bereich übertragen: Spritzen wirken immer besser als Tabletten. Teure Tabletten sind natürlich viel wirksamer als günstige. Denn an das Original kommt nie ein nachgemachtes Medikament mit anderem Namen heran. Das weiß man doch!

Omas einfache Küchenpsychologie gilt auch im Krankenhaus. Da noch mehr, weil hier der Mensch auch besonders schutzbedürftig ist. Es trifft hier nicht nur die ganz Sensiblen unter uns – sondern jeden. Selbst wir können vor der Kraft der Gedanken nicht haltmachen: Stellen Sie sich nur mal vor, Sie schnappen ein »Oh – das sieht aber gar nicht gut aus!« auf, und dann lassen wir Sie mit den Worten mal die nächste halbe Stunde allein. Hui – da ist aber was los in Ihrem Kopfkino. Ich schwöre!

Dabei hat es derjenige, der es ausgesprochen hat, vielleicht in einem ganz anderen Zusammenhang gesagt. Oder es im Sinne von »Das sieht nicht gut aus, ist aber leicht zu beheben« gemeint. Was aber völlig wurscht ist.

Man hat es gehört, und das Wort trägt Frucht – wie es in der Bibel so treffend gesagt wurde.

Oder die Geschichte mit dem Blutdruck: Einmal zu Hause aus Spaß gemessen – und festgestellt: Hoppla. Ganz schön hoch. Google sagt auch, dass das deutlich über dem Normwert liegt. Sie sehen sich schon mit Schlaganfall und Herzinfarkt daniederliegen. Also messen Sie noch mal. Noch höher. Aber das kann doch nicht sein! Ich bin doch immer gesund. Leichte Panik macht sich breit. Tief durchatmen und noch einmal messen. Immer noch deutlich zu hoch. Sie sehen: Die Gedankenspirale ist voll im Gange.

Es hilft dann oft das »Anschnurren«. Aus dem Lexikon der Notaufnahmeschwester: Anschnurren, das. Es betrifft vor allem die Stimme, mit der man spricht. Ich habe mal beim Radio gearbeitet. Über dem Mikro hingen kleine Sätze, die sich auch gut am Setting eines Pornos gemacht hätten: *Tiefer ist schöner. Schnell kann jeder. Langsamer ist mehr.* Aber genau das ist elementar in meinem Job: in Krisensituationen Ruhe und Sicherheit vermitteln, zum Beispiel durch die Stimme. Ich nenne es deshalb anschnurren, weil es mich an meine Katzen – Gott hab sie selig – erinnert: Wenn ich gestresst nach Hause kam, brachten sie mich im null Komma nix wieder runter, einfach indem sie schnurrend auf meinem Bauch lagen. Mein Äquivalent dazu: Ich wiederhole langsam in leiser, tiefer Stimme Sätze wie: »Wir helfen. Wir sorgen. Wir sind da.«

Das ist das wichtigste oftmals: Sorgen nehmen. Den Gedankenfokus ändern. Damit kann man viel erreichen. Den Rest übernimmt die moderne Medizin.

Es ist wie die Geschichte mit dem rosa Elefanten: Wenn man keinesfalls an ihn denken soll, ist die Welt plötzlich voll von rosa Elefanten. Der Fokus – gerade im Krankenhaus – muss also im besten Falle so sein, dass diese unguten Gedanken erst gar nicht entstehen.

Wenn man sich darüber mal ernsthaft Gedanken macht, wird sich bei demjenigen, der spricht, etwas ändern. Weil keiner möchte, dass der andere sich ängstigt. Es geht nicht darum, alles Negative zu verschweigen. Aber man kann positive Worte benutzen und medizinische Sachverhalte so erklären, dass es dem Patienten die Angst nimmt.

Beipackzettel kann man lesen oder wegschmeißen, wie man will. Trotzdem stimmt es ja, was darauf steht. Auch wenn jeder Pups aufgelistet ist: Es gibt ihn. Daran ist nicht zu rütteln. Ich kann aber das Augenmerk auf das, was wirkt und zählt, legen. Ein Antibiotikum hat viele Nebenwirkungen – es bekämpft aber auch den Erreger, und das ist in der Therapie vorrangig. Eine Chemotherapie ist für viele ausschließlich reines »Gift«, bewirkt aber auch, dass Metastasen dadurch zerstört werden und somit mein Leben verlängert werden kann. Gift oder Heilmittel – es ist auch Aufgabe des Personals, den Fokus des Patienten auf den Nutzen eines Medikaments zu lenken.

Aufklärungsbögen sind heute mehrere Seiten lang. Keine Frage: Der Patient gehört aufgeklärt. Aber je mehr man hört, desto mehr verliert man aus den Augen, worum es eigentlich geht. Ich war mal bei einem Narkoseaufklärungsgespräch dabei, in dem der Patient fast umkam vor Sorge, als der Anästhesist sagte: »Sie können dann nicht mehr selbstständig atmen, das übernimmt dann die Maschine für Sie.« Durchgedreht ist er. Das war eine ganz schreckliche Vorstellung für ihn. Verständlich, wenn man in der Welt der Medizin nicht zu Hause ist.

Google ist heute eine der Hauptquellen, aus denen sich der Mensch seine Informationen holt. Die meisten Patienten kommen oft schon mit selbst erstellter Diagnose bei uns an. »Krebs« ist hier keine Seltenheit. Dann plaudern wir, das Krankenhauspersonal, lange mit dem Patienten. Woher stammt die Information? Wie ist sie einzuordnen? Und dergleichen mehr. Oft ist es dann halt doch nur ein Pickel und kein Krebsgeschwür im Endstadium, und die Seite im Internet zielte vor allem auf Geldvermehrung durch den Kauf scharlatanischer Tinkturen ab.

Das sagt einem aber kein Internet – das sagt einem ein Arzt oder das Pflegepersonal. Im besten Falle so, dass er verstanden wird. Es ist eine Gratwanderung zwischen: Ich erkläre ausführlich, damit ich verstanden werde, und: Halt – hier rede ich so wenig wie möglich, denn das verwirrt und macht Angst. Die Kraft der positiven Affirmationen ist keine Spinnerei. Sie ist real und muss von uns Pflegekräften gezielt genutzt werden.

Die lieben Patienten

Was sind denn nun eigentlich echte Notfälle? In einer Notaufnahme, so denken Sie, geht es doch ab! Ein Schwerverletzter nach dem anderen wird eingeliefert. Blut spritzt, Eiter quillt, draußen tönen die Sirenen. Irgendwo weint jemand leise.

Ja. So habe ich auch gedacht, damals, als ich dort anfing. Ich muss Sie enttäuschen. Ganz so ist es leider nicht. Prinzipiell gelten als medizinische Notfälle im Rettungswesen insbesondere solche, bei denen es zu einer bedrohlichen Störung der Vitalparameter Bewusstsein, Atmung und Kreislauf oder der Funktionskreisläufe Wasser-Elektrolyt-Haushalt, Säure-Basen-Haushalt, Temperaturhaushalt und Stoffwechsel kommt. Ohne sofortige Hilfeleistung sind erhebliche gesundheitliche Schäden oder der Tod des Patienten zu befürchten. Im Mittelpunkt der Ersten Hilfe steht die Sicherstellung der Vitalfunktionen wie Bewusstsein, Atmung und Kreislauf.

Wie ich schon erwähnte, tummeln sich aber viele in der Notaufnahme, die hier nicht hergehören. Man liest es oft in Zeitungen und kann Reportagen darüber im TV sehen. Leider wird dabei häufig vergessen zu erwähnen, wohin sie denn sonst gehen könnten. Das Prinzip des Hausarztes scheint aus der Mode gekommen zu sein, die bundeseinheitliche Telefonnummer 116117 mit dem ärztlichen Bereitschaftsdienst hat es bisher nicht ins allgemeine Bewusstsein geschafft. Kassenärztliche Praxen, die offen haben, wenn Hausärzte in der Regel zu haben (Mittwochnachmittag und am Wochenende), kennen nicht viele. Bis sich das alles irgendwann mal in den Köpfen der Menschen verankert hat, kommen sie in die Notaufnahme. Hilfe tut schließlich not.

Wenn man mit den Patienten redet, sind viele ratlos, was ihre Krankheit betrifft. Vollkommen überfordert mit Schnupfen, Verstopfung, Rückenweh, Zerrungen, Pillepalle. Hilf- und ahnungslos. »Ich habe Angst, dass ich eine Blutvergiftung bekomme.«

»Aber der Hausarzt hat Ihnen doch deswegen ein Antibiotikum verschrieben, das Sie seit drei Tagen nehmen.«

»Ach – das hilft wohl dagegen?«

Die Millennials sind die am besten informierte Generation, die es gibt. Die grundlegenden Dinge stehen aber offensichtlich nicht im Internet – wie auf den Körper zu hören.

»Ich habe seit zwei Wochen Fieber, wollte aber unbedingt noch den Halbmarathon mitlaufen. Das Fieber ist immer noch nicht weg.«

Ich spiele die Mutti, die viele der Patienten offensichtlich nicht hatten. Es ist wichtig, dass man höflich und nett bleibt. Und ja – manchmal ist das schwierig. Hin und wieder sind gewisse Dialoge bei allem Herze-

leid auch urkomisch. Dann verbeißen wir uns das Lachen. Solche Situationskomik entsteht gerne mal bei
Beschwerden »untenherum«.

Aus diesem Grunde kam auch ein Mann nachts um
3 Uhr in die Notaufnahme.

»Haben Sie einen männlichen Arzt?«

»Haben wir!«

Luftballonluftaustrittsgeräusch am Ende der Sprechanlage. Was für ein Glück – ein Kerl im Haus.

Mehr brauchte es nicht, um diesen Fall aufs Gröbste
einzuschätzen, noch bevor wir den Patienten untersucht oder auch nur gesehen hatten: eine Erkrankung
»untenherum«.

Durch die verschlossenen Türen – die allerdings nie
wirklich richtig schließen – hörten wir die rührende
Geschichte: Vor drei Wochen wurde er von seiner Frau
verlassen. Die große Liebe. Jetzt ist sie weg. Der Kummer des Herzens musste sich jedoch irgendwo Bahn
brechen. Und so onanierte er mehrmals täglich.

Nach drei Wochen fiel ihm – mitten in der Nacht –
auf, dass es irgendwie »anders« sei als sonst. Nicht mehr
ganz so gefühlsecht. Es würde auch länger dauern als
»früher«. Der Penis würde irgendwie »glühen«. Er tue
fast schon weh und fühle sich wund an.

»Seltsam das alles – nicht wahr, Herr Doktor? Kann
das etwas Schlimmes sein?« Offensichtlich bereitete ihm
das wirklich sehr große Sorgen. Schließlich weiß man ja
nie. Am Ende wäre es ein Vorbote von Krebs oder so.

Die Frage des Arztes, ob er mal einfach eine Pause im Masturbationsmarathon gemacht habe, verneinte er: »Ich brauche das einfach!«

»Wissen Sie, was Ihr Penis braucht? Ruhe! Sie müssen einfach mal die Finger davon lassen!«, widersprach der Arzt. Morgens um 3 Uhr war er eher pragmatisch und wortkarg. Abschließend riet er dem Geplagten: »Kühlen, schonen, hochlagern! Dann wird es besser. Lassen Sie die Finger weg!«, und verschwand türenklappend im dunklen Krankenhausflur.

Der Patient huschte aus dem Zimmer in die sternklare Nacht und zurück zu seinem Herze- und Penisleid. Wir jedoch kicherten ein wenig albern – wie sich das gehört um diese Uhrzeit. Gemäß der alten Weisheit: »Nach müd' kommt blöd.«

Die vermeintlichen Notfälle

Im Umgang mit Menschen ist Contenance angesagt. Wir bemühen uns nach Leibeskräften, den Patientinnen und Patienten nicht das zu sagen, was uns oft spontan durch den Kopf schießt. Das erzählen meine Kollegen und ich uns hinterher.

»Meine Tochter hat sich den Fuß verknackst. Laufen kann sie noch. Aber es tat ihr vorhin wahnsinnig weh. Da sind wir lieber gleich hergekommen. Man weiß ja nie. Ein Röntgenbild wird nicht nötig sein. Gebrochen ist bestimmt nichts. Aber wir wollten auf Nummer sicher gehen! Man will ja nichts übersehen! Ich hoffe, es dauert nicht zu lange. Meine Tochter wollte noch zu einer Übernachtungsparty.«

Ich sage: »Wir tun, was wir können. Natürlich.«

Und ich denke: Umgeknickt. Aua gesagt. Rein ins Auto. Notaufnahme. Wohin auch sonst! Kann man nicht mal ein bisschen abwarten? Eis drauf packen, Binde drumwickeln und den Fuß hochlegen? Was soll passieren, Mutti? Dass es knack macht und der Fuß abfällt? Aber Party machen wollen! Ich krieg einen Vogel bei diesen superüberbesorgten, engagierten Muttis. Vor allem spätabends um 23 Uhr.

Oder: »Ich habe solche Kopfschmerzen. Seit zwei Wochen. Auf einer Skala von null ›Alles schön‹, bis zehn ›Jetzt bin ich fast tot‹, bin ich bestimmt bei acht. Heute Morgen war's noch schlimmer. Da hatte ich eine glatte Zwölf!«

»Was haben Sie dann gemacht?«

»Mich noch mal ins Bett gelegt. Aber jetzt ist es wieder schlimmer geworden.«

»Haben Sie schon ein Schmerzmittel genommen?«

»Ich nehme keine Tabletten. Da bin ich lieber schnell hierher. Ich will ja heute Nacht schlafen! Und ich möchte den Blutdruck gemessen bekommen! Manchmal spinnt der nämlich. Und wo ich schon mal da bin …«

Ich sage: »Aha. Soso.« Und denke: Meine Oma sagte immer: »Leichte Schläge auf den Hinterkopf fördern das Denkvermögen!« Vielleicht helfen sie auch bei diesem Krankheitsbild.

Ein weiteres Szenario: Der Rettungsdienst bringt eine Frau mit einer bekannten COPD (Chronisch obstruktive Lungenerkrankung – umgangssprachlich auch »Raucherlunge« genannt). Eigentlich hat sie nichts. Ihr ist bloß der Sauerstoff ausgegangen. Viele Patienten mit chronischen Atemwegserkrankungen wie einer COPD leiden an mangelnder Sauerstoffversorgung. Sinkt dabei der Sauerstoffgehalt im Blut unter einen gewissen Wert, kann diesen Patienten eine Sauerstofftherapie helfen, wieder leichter zu atmen.

Nun aber sind alle fünf Sauerstoffflaschen à 45 Liter, die zu Hause standen, leer. Sie hatte vergessen, neue zu bestellen. Der Rettungsdienst hatte keine übrig. Ebenso wenig die Feuerwehr. Der Lieferant kommt erst morgen Mittag.

»Ach – ich komm ja so gerne zu Ihnen ins Krankenhaus. Hier sind alle so nett. Ich brauch auch nichts. Nur Sauerstoff. Ich mach gar keine Arbeit! Ich bestell mir dann morgen ein Taxi nach Hause.«

Und ich sage: »Ja, ist ja auch blöd, wenn man keinen Sauerstoff mehr hat.« Mehr fällt einem dazu nicht mehr ein! Und ich denke: Grundgütiger. Feuerwehr, Rettungsdienst, Krankenhaus … alle, alle werden involviert, weil im Oberstübchen Hohlraumsausen ist.

Wir bemühen uns, immer hilfreich und nett zu sein und vor allem: es zu bleiben. Immer gerne. Immer wieder. In der Hoffnung, bei den nächsten »schweren und schwersten« Fällen nicht ironisch zu werden – oder gar zu sagen, was man denkt. Freundlichkeit ist immer wichtig. Gemäß dem Motto: »Was du nicht willst, dass man dir tu, das füg auch keinem andern zu.« Schließlich möchte man ja selbst freundlich behandelt werden, sollte man mal in eine ähnliche Situation kommen.

Die Unbelehrbaren

Manchmal nützen allerdings die ausführlichste Erklärung und die sanfteste Stimme nichts – wie in dieser Geschichte.

»Schwester«, sagt der Patient an der Anmeldung, »ich kann momentan nicht so gut atmen. Und es sticht immer so am Herzen! Ich glaube, ich hab eine Rippenfellentzündung!«

Oha! Stiche am Herzen? Der ältere Herr wird sofort in den Behandlungsraum gebeten, und das Krankenhausprozedere beginnt:

EKG-Monitoring, Blutdruck messen, ans Sauerstoffmessgerät anschließen, Blut abnehmen. Die Standards haben sich bewährt.

Nebenbei höre ich den Ausführungen des Mannes zu, der sich im fortgeschrittenen Rentenalter befindet. Arg gestresst sei er. In seinem Laden gehe es drunter und drüber. »Ohne mich geht nichts, sage ich Ihnen. Gar nichts! Die Aushilfen machen ihren Job nicht ordentlich. Fegen mögen sie nicht, obwohl es aussieht wie Sau. Kisten stapeln können sie nicht, weil sie es alle im Rücken haben.«

»Was zahlen Sie ihnen denn?«

Wenn man so inniglich zusammensitzt, den Arm massiert, um die schönste Vene zu finden, spricht man oft Klartext.

Er nennt einen Betrag deutlich unter dem Mindestlohn. Nun: »Viel Ansporn ist das nicht!«

Er seufzt schwer. »Alles faule Schweine!«

Die Vene ist gefunden, das Blut »literweise!« abgenommen. Er ist ein kleiner Spaßvogel. »Haha. Da macht ihr doch heimlich Blutwurst draus, kleiner Scherz.« Ich denke: Ganz köstlich, noch nie gehört.

Nach einiger Zeit sind die Laborwerte da, die Lunge ist geröntgt, der Mann von Kopf bis Fuß untersucht.

Er fragt die Ärztin: »Und, habe ich eine Rippenfellentzündung?«

»Nein. Aber Anzeichen für einen Herzinfarkt.«

»Ach so. Na dann. Immerhin keine Rippenfellentzündung!«

»Ein Herzinfarkt ist schlimmer!«

»Aber es ist ja keine Rippenfellentzündung. Und das wollte ich ja ausschließen. Ich geh jetzt heim.«

»Äh. Besser nicht. Sie haben Anzeichen für einen Herzinfarkt! Da wäre es gut, wenn Sie zur Beobachtung hierblieben!«

»Na – aber das geht auf keinen Fall! Zu Hause fegen die Jungs ja nicht, wenn ich nicht da bin. Nein, nein. Ich komm dann halt morgen noch mal. Ich hab ja Gott sei Dank keine Rippenfellentzündung. Das wollte ich ja nur wissen. Mein Onkel ist daran gestorben, und das macht mir immer ein wenig Sorgen!«

»Die Wahrscheinlichkeit, an einem Herzinfarkt zu sterben, ist aber ungleich höher als an einer Rippenfellentzündung!«

»Aber die hab ich ja jetzt nicht!«

»Nein. Die haben Sie nicht!«

»Dann geh ich jetzt heim!«

Die Ärztin ist ratlos. Sie ist mit einer Engelsgeduld gesegnet, aber hier wird es schwierig. Eher so: Wie erkläre ich das meinem Kind?! Ich schalte mich ein. Ich habe nicht so eine Engelsgeduld. Also bei diesem werten Herrn zumindest nicht. »Sie haben das schon umrissen, dass es ein ›Morgen‹ vielleicht nicht gibt? Ein Herzinfarkt kann tödlich sein – wie Sie sicherlich wissen.«

»Ja, ja. Aber ich wollte ja nur abklären lassen, ob ich nicht vielleicht eine Rippenfellentzündung habe! Und jetzt machen Sie mir das Ding raus!« Er zeigt auf den Zugang. »Ich hab's eilig!«

Wir diskutieren hin und her. Es ist kompliziert. Vielleicht ist sein Hirn von den Wollmäusen in seinem Laden so zugestaubt, dass er für keinerlei Argumente zugänglich ist.

Er geht. Schließlich hat er ja keine Rippenfellentzündung. Er unterschreibt, ohne mit der Wimper zu zucken, den Aufklärungsbogen »Entlassung auf eigene Verantwortung«, bei dem die Ärztin Schritt für Schritt die möglichen Gefahren mit ihm durchgeht. »Geben Sie mir jetzt endlich den Stift!«, grunzt er unwillig. »Das ist ja hier schlimmer als im Knast!«

So ist der Mensch auch. Er macht sich Sorgen. Er hat Angst. Aber auch einen Plan für »danach«. Den gilt es einzuhalten. Komme, was da wolle. Sobald er beruhigt ist, geht es weiter. Schließlich ist es ja keine Rippenfellentzündung.

Die Unverschämten

Eines Nachts hatte ich mit einer meiner sanftesten Kolleginnen gemeinsam Dienst. Um 1 Uhr wurde ein 92-jähriger Mann zu uns in die Notaufnahme gebracht. Ein heftiger Druck auf der Brust hatte ihn geweckt. Am Ende ein Herzinfarkt?

Meine entzückende, sanfte, kluge Kollegin und ich machten uns an die Patientenversorgung: ausziehen, Überwachung klarmachen, EKG schreiben, Blut abnehmen, MRSA-Abstrich nehmen (für ältere und in ihrer Immunabwehr eingeschränkte Menschen besteht bei jedem Krankenhausaufenthalt die Gefahr, mit einem resistenten Keim wie zum Beispiel dem Methicillin-resistenten Staphylococcus aureus, MRSA, besiedelt zu werden. Nach einem bestimmten Schema werden Patienten getestet, um auszuschließen, dass sie von diesem Keim betroffen sind. Dafür wird mit einem Wattestäbchen ein Abstrich im Rachen genommen. Sollte der Test positiv sein, wird der Patient isoliert). Die Patienteneigentumstüte aus der Klinik wird mit der ausgezogenen Kleidung befüllt, damit alles hübsch beisammen ist und nichts verloren geht. Zig Zettel werden mit Etiketten, auf denen die Patientendaten stehen, beklebt und ausgefüllt. Dabei plaudern wir mit dem Patienten und holen ihm eine Decke. Routinekram, den Monitor immer im Blick. Auf einmal steht ein junger Typ mitten im Untersuchungszimmer. Irgendwie musste er hereingehuscht sein, als zufällig die ansonsten geschlossene Tür der Notaufnahme offen stand. »Entschuldigung. Haben Sie vielleicht ein Stückchen Zahnseide? Ich habe da was in den Zähnen und dachte, ich komm mal vorbei und frag!«

Nun – was soll man auch machen, wenn man nachts unterwegs ist und was in den Zähnen hat? In der Notaufnahme arbeiten doch Menschen, die sich rund um die Uhr gerne des menschlichen Leides annehmen – einschließlich mundhygienischer Probleme. Das weiß man doch! Kommen Sie auch gerne vorbei, wenn Ihnen kalt ist, Sie Ihre Brille nicht mehr finden oder Probleme bei der Fleckenentfernung haben. Oder wenn Sie ein Glas Wasser haben möchten. Wir sind da. Rund um die Uhr. Halten Sie Ihr Kärtchen bereit. Wir unterbrechen gerne jede Patientenversorgung, um Ihre Not zu lindern.

»Geht's noch?«, verliert meine Kollegin kurz ihre Contenance. Was erstaunlich ist, denn normalerweise ist sie diejenige, die definitiv den längeren Geduldsfaden von uns beiden hat. Quasi mehr so Gummiband. Direkt unheimlich manchmal. Sie sagt noch ein paar deutliche Worte mehr, um das Ganze abzuschließen mit: »Raus hier!« Anschließend zeigt sie ihm geschmeidig den Vogel. Dass ich das noch erleben darf!

Da denkst du, du hast schon alles erlebt in deinem Notaufnahmeleben. Und dann kommt immer mal wieder doch noch einer um die Ecke und überrascht dich. Und nein. Wir haben keine Zahnseide! Und nein. Unser Patient hatte keinen Herzinfarkt. Der eine bekommt den Vogel gezeigt, dem nächsten würde man ihn gerne zeigen. Aber wie heißt es in den Internetartikeln mit dem Klickköder immer: Aber was dann passierte, wirst du nicht glauben!

Die, die aus der Schublade herausspringen

Es gibt aber auch Patienten, die steckst du allen guten Vorsätzen zum Trotz doch in eine Schublade. Das passiert leider immer wieder, obwohl man oft genug eines Besseren belehrt wurde. So war es auch an jenem turbulenten Tag, als ich auf ein Zigarettchen und Heißgetränk meiner Wahl vor der Notaufnahme stand und Pause machte. Das ist immer heikel. Denn sowie man irgendwo in Dienstkleidung herumsteht, ist man Ansprechpartner für jedermann. Alle, die einen sehen, freuen sich, dass sie nun jemanden vor sich haben, die offensichtlich Zeit und gerade nichts Besseres zu tun hat. Sonst würde man schließlich nicht hier stehen. Daraus resultieren immer die gleichen Fragen.

**Beliebte Fragen an die Krankenschwester,
die gerade Pause macht**

»Arbeiten Sie hier?«

»Haha. Pause, nicht wahr? Muss auch mal sein!«

»Wissen Sie, wo Herr Müller-Schulze liegt?«

»Sie wissen schon, dass Rauchen gefährlich ist?«

»Können Sie mal bitte kurz schauen? Meinen Sie, ich habe möglicherweise einen Meniskusschaden?«

»Wissen Sie, ob es hier Privatzimmer mit Blick in den Park gibt? Vielleicht muss mein Vater demnächst mal ins Krankenhaus. Man möchte ja nicht die Katze im Sack kaufen, da dachte ich, ich frage einfach mal …«

Ja – lieber Himmel! Was steht man eben auch so herum, anstatt zu arbeiten. Selber schuld!

Ich befand mich also gerade in einer solchen Zigarettenpause, als ein Mann auf mich zukam. Er sah aus, als hätte er wochenlang nicht die verschlissene Kleidung gewechselt, und roch auch so. Sofort steckte ich ihn in die Schublade »ungehobelter Alki«. Von der Sorte hatte ich an diesem Tag schon mehrere behandelt: Kopfplatzwunde. Heftig betrunken, kaum erweckbar. Schnittwunde am Arm: »Drecksbierflasche! Ist mir voll geplatzt!«

Er sprach mich an. Auch das noch! »Darf ich Sie stören?«

Um Himmels willen: Nein! Was würde er schon wollen: einen Euro? Kippen? Feuer? Also das Übliche?

»Ungern. Ich habe Pause!«

»Ach so. Das wusste ich nicht. Entschuldigung.«

»Schon recht.«

»Ich wollte Ihnen nur was sagen.«

Am liebsten hätte ich gesagt: »Mann! Geh weg. Lass mich in Frieden.« Aber ich bin ein höflicher Mensch. Also übte ich mich im unbeteiligten Schauen. Welche der oben genannten Varianten würde wohl kommen? Ich fragte: »So? Und was?«

»Ich wollte Ihnen nur sagen, dass ihr ein verdammt gutes Team seid. Ich bin sehr zufrieden. Ihr habt mich wieder toll hinbekommen. Danke dafür! Und Entschuldigung noch mal für die Störung!«

Er drehte sich um, bestieg sein klappriges Fahrrad und radelte von dannen. Ich stand da und schämte mich. Wegen meiner Vorurteile. Der schroffen Abweisung. Der Wortkargheit. Weil ich dachte, ich wüsste genau, wie das Gespräch vonstattengehen würde. Ich hatte mich geirrt. Es tat mir leid. Ich nahm mir vor, beim nächsten Mal nicht ganz so schnell mit der vermeintlich passenden Schublade bei der Hand zu sein.

Die Bedürftigen

Nicht alle Patienten drängeln und mosern, wenn es mal länger dauert. Vor allem in kalten Nächten setzen sich einige gerne in den beheizten Warteraum und haben nichts dagegen, wenn es etwas länger dauert. So auch ein Obdachloser, der zu später Stunde hereinkam. Seinetwegen könnten wir jeden anderen vor ihm drannehmen, sagte er. So dringend sei es bei ihm nicht. Man müsse nur mal eben seine alte Wunde anschauen. Keine große Sache. Er wisse auch, dass er kein eigentlicher Fall für die Notaufnahme sei – aber einen Hausarzt habe er nicht.

Wenn es draußen kalt ist, ist der Platz in einem Warteraum nicht der schlechteste. Hier ist es warm und trocken. Um die Ecke steht ein Automat mit Heißgetränken. Vielleicht plaudert auch jemand nett mit einem. Natürlich gibt es in jeder Stadt Übernachtungsmöglichkeiten für Obdachlose. Aber die wenigsten möchten diese Räumlichkeiten nutzen. Man ist nicht gerne unter seinesgleichen und den oft üblichen Aggressionen und Diebstählen ausgesetzt. Und vielleicht möchten auch die wenigsten so deutlich ihr eigenes Spiegelbild vorgeführt bekommen.

Und so saß er also in dieser kalten Nacht geduldig im Warteraum. Irgendwann kam auch er dran. Keine große Sache, wie er selbst gesagt hatte. Er bekam einen hübschen Verband, einen Arztbrief und ein paar Schmerztabletten. Und nun? Ob er noch ein bisschen im Warteraum sitzen dürfe?

»Das geht leider nicht«, hob meine Kollegin an. »Wie stellen Sie sich das denn vor? Wenn da jeder kommen würde …!«

»Wer will, findet einen Weg. Wer nicht will, findet Ausreden!«, pflegte mein Vater immer zu sagen. Das nehme ich mir zu Herzen und sage: »Es ist kalt draußen. Aber hier im Warteraum ist es tatsächlich etwas ungünstig. Kommen Sie mal mit!«

Ich war in dieser Nacht die Dienstälteste. Das konnte ich hier ausnutzen. Erfahrung und Alter schlagen »Wo kommen wir denn da hin«. Mit fünf Decken unter dem Arm führte ich ihn in einen kleinen Wartebereich hinter der Notaufnahme, fernab von Blicken Vorbeikommender.

»Hier. Nur heute Nacht! Um 5 Uhr – bevor der Reinigungsdienst kommt – sind Sie bitte verschwunden! Klar so weit?«

»Klar soweit!« Er küsste meine Hand.

Zurück in der Notaufnahme, ging der Routinedienst weiter: Ordnung schaffen überall und allenthalben. Auffüllen des Materials, sortieren und hübsch machen, Flächendesinfektion aller abwischbaren, unmittelbaren Flächen wie Liegen, Tische oder Stühle, Telefone und Computer. Klar Schiff machen, wie meine Oma es immer nannte.

Im Aufenthaltsraum standen die Essensreste der Ärzte herum. Chinafood für den hungrigen Arztmagen. Warum die Reste selten bis nie aufgeräumt werden, weiß kein Mensch. Vielleicht haben sie auch einen Papa im Ohr, der sagt: »Man schmeißt keine Lebensmittel weg. Das kann man morgen gut noch mal aufwärmen!« Es wird nie aufgewärmt oder mit nach Hause genommen. Wer es dann aufräumt oder wegwirft, sind wir, das Pflegepersonal. Ein Curry morgens um 2 Uhr riecht sehr streng in der Nase.

Ein Essen in seiner Originalverpackung stand noch unangetastet da. »Gehört einem von euch das Essen?«

»Nö!«

Ich zählte im Geist alle anwesenden Ärzte durch – jeder hatte sein Essen gehabt.

Kurzerhand wärmte ich das Essen auf und brachte es dem Mann im hinteren Wartebereich.

Dieses Strahlen in den Augen! Diese Dankbarkeit, die sich in Form eines weiteren Handkusses zeigte. Dieses: »Oh mein Gott. Ich hatte heute wirklich noch nichts gegessen!«.

Es war ein heiliger Moment. Bis zu dem Augenblick, als mir siedend heiß einfiel, dass ich *einen* Arzt in meiner gedanklichen Aufzählung vergessen hatte. Und weil ich ein ehrlicher Mensch bin, rief ich ihn an. Seine Reaktion war mehr als heftig. Wie bitte?? Verschenkt? Sein Essen? Einfach so? Er hatte den ganzen Tag gearbeitet und sich sein Essen ja wohl mehr als verdient! Und jetzt war es weg? Gott – wie blöd konnte man nur sein!

»Ich komm sofort!«, brüllte er in den Telefonhörer, den ich auf einen Meter Abstand hielt. »So geht das nicht! Das wird Konsequenzen haben!« Und knallte den Hörer auf.

Grundgütiger! Das konnte ja heiter werden. Der Arzt kam. Es wurde unschön.

Viele, viele Entschuldigungen verfehlten sein Gehör.

Meine Vorschläge, ihm mein Pausenbrot abzugeben oder noch einmal Essen zu bestellen, drangen nicht vor. Im Gegenteil: Er habe wirklich das Gefühl, ich wolle ihn verarschen! Ihn! Das ging zu weit! Konsequenzen! Diebstahl seines Eigentums! Arbeitsrechtliche Schritte! Nieder mit der blöden Pflegekraft!

Oje! Ich entschuldigte mich erneut, aber da stürmte er türenschlagend von dannen. Und ja – ich konnte auch ihn verstehen. Den Rest der Nacht war ich etwas unruhig. Drohten mir tatsächlich arbeitsrechtliche Konsequenzen, weil ich sein (nicht beschriftetes) Eigentum verschenkt hatte? Würde mir morgen gekündigt werden – fristlos wie der Putzfrau, die ein vergessenes Brötchen des abgefutterten Buffets gegessen hatte?

Um 5 Uhr schaute ich nach dem Obdachlosen, der gerade dabei war, seine fünf Decken sorgfältig zusammenzulegen. Er sagte: »Danke! Für alles! Das werde ich nie vergessen!« Und ich wusste, dass ich richtig gehandelt hatte.

Noch bevor ich an jenem Morgen leicht sorgenvoll ins Bett stieg, rief ich meinen Vorgesetzten an. Bevor er die Geschichte des Arztes hörte, sollte er zuvor noch meiner Version lauschen. Er versprach, die möglichen Wogen zu glätten, und lachte ganz leise über diese Geschichte. Obdachlosenbeglückerin versus hungriger Magen.

Das Ende vom Lied war, dass ich mich offiziell entschuldigen musste – vor dem Arzt und dem Vorgesetzten. Der Arzt hatte Bedenken wegen meiner Aufrichtigkeit und Ehrlichkeit der Entschuldigung geäußert. Da bedurfte es eines Zeugen. Gemeinsam wollten sie sich also die Entschuldigung anhören und überprüfen. Ich buk einen Kuchen dazu.

Denn, liebe Leserinnen und Leser: Großzügigkeit kann ich. Und mich auch aufrichtig und ernsthaft entschuldigen. Letztlich sagt die ganze Aktion weniger über meine »Schandtat« aus denn über ihn. Der Arzt und ich gingen uns fortan aus dem Weg. Ich sehe immer noch den dankbaren Blick des Obdachlosen vor mir. Das ist es, was zählt. Alles andere war bedauerlich und eine Verkettung unglücklicher Umstände. Also für den hungrigen Arzt.

Geschichten aus Saufnasenhausen

Alkoholisierte Patienten gehören in der Notaufnahme leider zum Alltag. Im Schnitt gibt es keine Schicht ohne Saufnase. Damit verbunden sind häufig Randale und diverse unschöne Körperflüssigkeitsabsonderungen. Übermäßiger Alkohol- oder Drogenkonsum sind ein sehr präsentes Problem. Per Definition sind schon diejenigen Alkoholiker, die regelmäßig Alkohol trinken. Hier ein Feierabendbierchen, da ein Weinchen zur *Tagesschau*. Keiner würde diese Menschen Alkoholiker nennen. Es ist eine Gesellschaftsdroge, und ihre Verbreitung ist irre problematisch. Da kann man nichts schönreden.

Und während die Raucher in versteckten Ecken ihrer Sucht frönen, unter den strafenden Blicken der Nichtraucher, ist es bei einem geselligen Bierchen eher umgekehrt: Wer nicht mittrinkt, während alle lustig werden, ist ein Spielverderber. Und es ist ja durchaus heiter und spaßig, sich einen anzuzwitschern – bis zu dem Zeitpunkt, an dem man dann alkoholisiert oder betrunken, hackedicht oder stockbesoffen im Krankenhaus landet. »Kenne dein Maß«, hieß mal eine Werbekampagne der BZGA, der Bundeszentrale für gesundheitliche Aufklärung. Manche brauchen sehr lange, um ihres zu finden.

Die Madonna

Die Kleine, die auf den ersten Blick aussah wie eine Madonna, hatte ihr Maß definitiv noch nicht gefunden. Das Haar leicht rötlich, brav gescheitelt, das Gesicht schmal und blass.

Auf den zweiten Blick war das Haar strähnig von Schweiß, Tränen und Erbrochenem. Die Madonna war 21 Jahre alt und unerfahren, was den Genuss hochprozentiger Getränke angeht. Daher wusste sie wahrscheinlich nicht, dass mehrere Wodkas und eine Flasche Hugo sich nicht unbedingt positiv auf den Körper auswirken. Sie schlummerte tief und fest und schnarchte angesichts ihres zarten Äußeren erstaunlich derbe.

Ganz anders die Berufstrinkerin ein Zimmer weiter,

die bei 3,08 Promille äußerst agil war und zwischen Liege und Klo eifrig auf und ab marschierte. Nicht immer schaffte sie es bis zur Toilette, sodass wir ihre »inneren Werte« vom Boden aufwischen durften.

Bei der Madonna roch es streng. Sehr streng. Die Hose sah schon von außen nach verdächtigen Spuren aus. Forrest Gumps Mutter sagt: Das Leben ist wie eine Schachtel Pralinen. Man weiß nie, was man kriegt. Die Krankenschwester sagt: Das Leben ist wie eine Hose. Du weißt nie, was dich erwartet, wenn du sie ausziehst.

Es war unschön. Sehr, sehr unschön. Man glaubt gar nicht, was aus einer jungen, sehr schmalen Madonna so alles herauskommen kann. Es ist unmöglich, den Würgereiz und Ekel nachzuempfinden, wenn man so was noch nicht mitgemacht hat. Es gibt Erfahrungen im Leben, die braucht kein Mensch. Glauben Sie mir.

Ich bin mittlerweile mehr als mein halbes Leben lang Krankenschwester. Irgendwann kommt der Punkt, an dem man denkt: So. Alles erlebt. Und dann kommt eine Geschichte, die wiederum alles toppt, was man bisher gesehen, gerochen oder erlebt hat.

Den Würgereiz und Ekel kann man folgendermaßen bekämpfen: Man reiße einen Witz über die Situation, nehme eine Flasche Pflegeschaum, einen fünfzig Zentimeter hohen Stapel Wischtücher sowie 33 Waschlappen. Noch ein Witzchen – gepaart mit leicht hysterischem Gelächter. Anschließend kleide man sich komplett neu ein, weil man das Gefühl hat, sonst nie wieder diesen

Gestank loszuwerden. Ekel geht nicht weg, bloß weil man Krankenschwester ist. Um eine solche Situation durchzustehen, braucht es höchste Konzentration und im besten Fall eine wundervolle Kollegin, mit der man in jeder noch so schrecklichen, unappetitlichen Situation lachen kann.

Aber während man seinen Job nach so einer Sauerei am liebsten kündigen würde, kommen auch ambivalente Gefühle auf – wie zum Beispiel Mitleid: das arme kleine Ding. Auch stellt sich eine ähnliche Befriedigung ein wie beim Fensterputzen: endlich alles sauber, alles frisch. Und kurioserweise auch das Gefühl, am richtigen Ort zu sein und das Richtige zu tun. Obwohl man wenige Augenblicke zuvor schon den Kuli für die handschriftliche Kündigung in der Hand hielt.

Die doppelte 400-Euro-Socke

Manch eine Saufnase bringt ihr Geheimnis mit in die Notaufnahme – und nimmt es wieder mit hinaus.

Der Kerl lag auf der Liege und sägte, dass der komplette Baumbestand des Klinikparks schon abgeholzt sein musste. Mit jedem Ausatmen stieß er übelste Dünste aus. Die verspiegelte Sonnenbrille hing ein wenig schief auf der Nase. Durchaus möglich, dass er im Alltagsleben ein gut aussehender Mann war. Wir drehten ihn auf die Seite. Falls er auch noch brechen wollte, würde ihm ein Schicksal wie Jim Morrison erspart bleiben. Die Hose war nass. Wie so oft. Sprechen konnte er nicht mehr mit uns. Er war abgesunken in die Untiefen eines alkoholbedingten Paralleluniversums.

EKG schreiben, Vitalwerte ermitteln, Blut abnehmen, schlafen lassen. Um Himmels willen bloß schlafen lassen. Man weiß nie, ob und wie schnell sich ein friedlich schlummerndes Wesen in den unglaublichen Hulk verwandeln kann. Die Frage, die sich immer stellt: Ausziehen oder nicht? Wer will, auferstanden aus Ruinen, schon in nassen Klamotten aufwachen? Die freundliche Kollegin von der Intensivstation beantwortete mir in diesem Fall die Frage, als sie kam, um den Patienten abzuholen: »Du musst ihn nicht ausziehen, ich mach das unten. Aber so kann er ja nicht bleiben. Ist ja alles nass«, sagte sie freundlich und begütigend ohne eine Spur von Ironie.

»Dass er sich nicht zu seiner Alkoholvergiftung noch einen Schnupfen holt?«, scherzte ich.

Ich packte mit an und half ihr, den Schnarchenden auszuziehen. Die Hose war deshalb so nass, weil er an der Unterhose gespart hatte. Freiheit im Schritt! Alles sickerte direkt in Hose, Socken und Schuhe ab. Es quietschte, als wir die Echtlederschuhe auszogen.

Wenn er auch an der Unterhose sparte – die Socken waren dafür doppelt angezogen, allerdings nur an einem Fuß. Nasse Socken auf nasser Haut lassen sich schwer ausziehen. Und dann, als wir es endlich geschafft hatten, trudelten matt vier Scheinchen auf den Boden, die sich zwischen den beiden Socken versteckt hielten. 400 pitschnasse Euro. Schiffrandsocken – prall gefüllt mit schnödem Mammon.

Aus dem Lexikon der Notaufnahmeschwester: Schiffrand, der: Farbliches, oftmals geruchsintensives Überbleibsel in Kleidungsstücken, vor allem Unterhosen. In der Gegend, in der ich lebe, ist »schiffen gehen« eine umgangssprachliche Bezeichnung für Pipi machen, Wasser abschlagen, zur Toilette gehen und dergleichen mehr. Sie wissen schon. Einmal strich eine Kollegin ihre Stube in einem zarten Gelbton. Ihr Freund nannte es zärtlich und möglicherweise mit einem Anflug von Spott »Schiffrandgelb«. Lange wusste ich nicht, was er damit meinte. Bis ich in der Notaufnahme anfing. Dort lernte ich nicht nur alles über das Wort »Schiffrand«, sondern auch, dass Unterhosen sehr wohl rosten können.

Fassen wir zusammen: Ein im Alltagsleben durchaus gepflegter Mann hatte lattenstramm 400 Euro in der Doppelsocke. Das ist viel Geld für einen gehörigen Nachdurstschluck inklusive dickem Trinkgeld für den Taxifahrer zum Ende des Saufgelages.

Eine lästige, aber nötige Wertgegenständeverwaltung später hievten wir den Patienten ins Bett. Decke drüber. Gute Nacht! Was der Mann wohl in dieser Nacht zuvor erlebt hatte?

War er Teil einer Gangstergeschichte gewesen, Agenten im Einsatz? Ein Escort, der sich nach Schichtende volllaufen ließ? Das werden wir wohl nie erfahren – fest steht nur, dass die Nacht für den doppelt besockten Herrn höchst unglamourös endete.

Die, die aus der Kurve geschleudert werden

Weniger mysteriös, aber ähnlich kurios war der Fall eines Rentners, der zu vorgerückter Stunde lattenstramm zu uns gebracht wurde. Er hatte im Bus in einer Rechtskurve das Gleichgewicht verloren und sich gehörig den Kopf an der Fensterscheibe angeschlagen. Er wurde zu sehr später Stunde gebracht.

Blöderweise konnte er sich gar nicht an den Unfall erinnern und wusste nicht, was in aller Welt er hier sollte.

»Meine Lebensgefährtin wartet daheim an der Bushaltestelle auf mich! Ich muss jetzt gehen!«

Nach der Erstversorgung war der Krankenhausaufenthalt für ihn vorbei – er marschierte schnurstracks und unbemerkt aus der Notaufnahme und verschwand in der Dunkelheit. Nur: Einen betrunkenen alten Herrn mit Verletzung kann man nicht durch die Stadt irren lassen. Da muss einer los, um ihn einzufangen und zurückzubringen. Wir verständigten außerdem die Lebensgefährtin.

Seinen Rucksack hatte er bei uns vergessen. Ein Leben in einem Sack: Wir fanden Heftchen zur Rauchentwöhnung, eine Schachtel Zigaretten und ein paar Flachmänner. Ebenfalls lag dort ein aktueller Kontoauszug über 95 254 Euro und 12 Cent. Dass es Menschen gibt, die unfassbar viel Geld haben: geschenkt. Dass du sie gerade getroffen hast: merkwürdig. Für das Geld muss eine Krankenschwester viele Pflaster kleben. Sehr viele. Ein Arztbrief knusperte in einer Ecke, auf dem vermerkt war, dass er vor einem Jahr Ähnliches erlebt hatte: Damals war er in einer Kurve noch blöder vom Platz gerutscht, sodass er sich den Halswirbel brach.

Zwei Stunden später, es war inzwischen 3 Uhr, war der Rucksackbesitzer – in Polizeibegleitung – wieder da, und auch seine Lebensgefährtin war inzwischen eingetroffen. Sie erklärte: »Einmal in der Woche hat er Nichtraucher-Training. Und danach geht er trinken! Immer!« Sie seufzte tief. »Immer nur Jägermeister. Nichts anderes. Einen kleinen halt.«

Man sollte nicht glauben, dass so ein kleiner Jägermeister einen Promillewert von 1,8 verursachen kann.

»Und einmal die Woche gehe ich mit ihm zu den Anonymen Alkoholikern!« Sie seufzte wieder, die Augen stumm auf den Boden geheftet. Seit 34 Jahren war sie die Frau an seiner Seite. Unglaublich erfolgreich war er früher einmal als Metzger gewesen. Sogar eine Filiale seines Betriebes hatte er eröffnet. Und leider – bedingt durch den ganzen Stress – auch das Saufen angefangen. War halt wohl ein bisschen viel gewesen, die ganze Arbeit. Alles. Das war vor 30 Jahren gewesen. Der Kummer, die Sorge, die Resignation und auch ein bisschen Abscheu waren ihr deutlich anzusehen. Nachts um 3 ist das im Neonröhrenlicht nicht mehr zu verdecken. Was man tagsüber noch unter einer mühsam errichteten Fassade der Normalität aufrechterhalten kann, wird hier unbarmherzig angestrahlt. Da nützen einem selbst 95 254 Euro und 12 Cent nicht viel.

Menschen, die die Kurve kriegen

Aber nun genug der Saufgeschichten. Auch wenn sie sehr häufig in der Notaufnahme vorkommen – man begegnet auch ganz anderen Schicksalen. Lebensgeschichten, die beeindrucken. Von Menschen, die ihre Sucht hinter sich gelassen und ein zweites Leben begonnen haben. Wie eine Frau, die nach ihrer Speiseröhrenspiegelung zur Verabschiedung im Türrahmen stand. Sie war zum »Aufwachen« nach der Kurznarkose ihrer Routineuntersuchung noch zur Überwachung in die Notaufnahme gekommen. Alles war prima gelaufen. geringe Wartezeit, die Spiegelung selbst ein Klacks, und das Beste: keine Krampfadern in der Speiseröhre weit und breit zu finden. Die Patientin hatte ein glückseliges, erleichtertes Grinsen im Gesicht. Puh. Glück gehabt.

»Wo kamen die denn her, die Krampfadern?«, wollte ich wissen.

Kleine medizinische Unterbrechung: Natürlich weiß ich, wie so was zustande kommt / kommen kann. Habe ich ja gelernt. In der Regel meistens vom Saufen. Die Leber ist irgendwann kaputt, und das Blut von Milz, Magen, Darm und Gallenblase kann nicht – wie normalerweise – über die Pfortader durch die Leber und von dort in die untere Hohlvene fließen. Ist nämlich der eigentliche Blutabfluss eingeschränkt, entsteht ein erhöhter Blutdruck in der Pfortader. Dann sucht sich das Blut einen neuen Weg. Krampfadern entstehen in der Speiseröhre. So eine Krampfaderblutung ist kein Spaß. Ich stand schon öfter zentimeterhoch im Blut, wenn welche platzten.

Nun gibt es aber nichts zwischen Himmel und Erde, was es nicht gibt – und erst recht nicht in der Medizin –, also wollte ich es wissen. Vielleicht war es ja bei ihr auch anders gewesen, wo sie so gut gelaunt und emotional aufgeräumt wirkend in der Tür stand.

Sie räusperte sich, biss sich verlegen auf die Unterlippe, schaute mir direkt ins Gesicht und sagte mit fester Stimme: »Vom Saufen. Ich habe gesoffen wie ein Loch – es war schlimm. Bis ich eines Nachts literweise Blut erbrochen habe. Da sind die Krampfadern aufgegangen. Und ich kam ins Krankenhaus. Auf Leben und Tod.«

»Ach!«

»Jetzt trinke ich nicht mehr. Das Leben ist mir lieber. Jetzt bin ich froh, dass nichts mehr ist. Wissen Sie: Ich hatte drei Kinder schnell hintereinander bekommen. Das war unglaublicher Stress und Belastung in den ersten Jahren. Am Abend, wenn sie endlich alle schliefen, habe ich mir erst einmal ein Bier aufgemacht. Und dann noch eins. Und noch eins. So konnte ich den Stress besser aushalten – fürs Erste.«

»Die Kinder sind bestimmt jetzt stolz auf Sie, dass Sie es geschafft haben.«

»Die Kinder sagen: Was hast du denn schon für einen Stress gehabt. Du hast ja noch nicht mal gearbeitet. Das ist bitter.«

Ja. Das ist bitter. Ich verstehe jeden, der sich da sofort wieder ein Bier aufmachen will, um sich die eigene Brut schönzutrinken. Dennoch hat sie es geschafft, sich da herauszuziehen.

Ich konnte es ihr direkt nachfühlen. Ich habe selbst drei Kinder. Manchmal ist ein hektischer, schlimmer Tag in der Notaufnahme ein Spaziergang gegen das Alltagsleben mit Kindern. Wer selber Kinder hat, weiß, wovon ich spreche. Jeder hat andere Dinge, die ihn erden, wieder in die Spur bringen, glücklich machen, vergessen lassen. Für manchen ist es ein Spaziergang um den Block oder eine schöne Tasse Kaffee, drei Stunden Sport oder Kochen. Für andere ist es der Alkohol. Die Grenzen können so fließend sein: Wo endet der Genuss und wo beginnt der Wahnsinn?

Ich war beeindruckt von ihrer Offenheit und Klarheit und ihrem Mut, es zu erzählen. Seine dunklen Geheimnisse erzählt man ungern. Ihre innere Dunkelheit aber war einer strahlenden, starken Freude gewichen. Sich am eigenen Schlafittchen aus dem Schlamassel zu ziehen zeugt von einer ungeheuren innerlichen Stärke. Ich hätte es ihr gerne noch gesagt. Aber sie wollte ihren Mann nicht warten lassen, der sie abholen kam.

Drehtürpatienten

Einige Patientinnen und Patienten begleiten einen über einen sehr langen Zeitraum. Immer wieder kommen sie aus den unterschiedlichsten Gründen in die Notaufnahme: langwierige und fortschreitende Krankheiten oder Drogen- und Alkoholsüchte. Manchmal sind es auch Menschen, die sehr einsam sind. Sie kommen nicht selten mit irgendwelchen Nichtigkeiten, nur um mal wieder mit jemandem zu plaudern, den sie kennen. Und ja: Das ist sehr traurig.

Einer von diesen Drehtürpatienten ist ein junger Mann Anfang zwanzig. Es kommt vor, dass er dreimal in der Woche bei uns in der Notaufnahme vorspricht. Manchmal auch viermal täglich. Dann wieder monatelang nicht. Je nachdem, ob und wo er zwischenzeitlich eine Therapie macht, die er meistens wegen »Unmenschlichkeit« vorzeitig abbricht. Drogen, Alkohol und sein Diabetes machen ihm zu schaffen. Und uns.

Er wird selbstverständlich immer gebracht. Die Geschichte läuft immer gleich ab: Er wird irgendwo bewusstlos aufgefunden, man ruft den Rettungsdienst, der mit dem Notarzt kommt. Davon bekommt unser Patient meistens nichts mit.

In der Notaufnahme angekommen, stellen wir uns immer dieselben Fragen: Sind es die Drogen? Der Unter- oder Überzucker bei seinem Diabetes Typ 1? Oder ist es der Alkohol? Das weiß erst einmal keiner.

Manchmal sieht es für die Passanten oder Freunde,

die den Notarzt riefen, so aus, als hätte er einen epileptischen Anfall. Oder er hat ganz fürchterliche Bauchschmerzen. Irgendetwas ist immer. Und immer muss er mit dem Rettungsdienst gebracht werden.

So war es auch an diesem Tag: Das magere, ausgemergelte Bürschlein lag mit geschlossenen Augen im tiefen Schlummer auf der Trage. Es roch ungut. Beim Umbetten auf die Krankenhausliege öffnete er wie Dornröschen nach einem langen Schlaf die Augen und fing gleich zu zetern an. Sein blöder Bruder sei schuld, weil der gleich den Rettungsdienst geholt habe. Nun seien sein Handy und alles und überhaupt noch in der brüderlichen Wohnung. Was für eine Scheiße!

Der Geruch kam übrigens – wer hätte es gedacht – von seiner vollen Buxe.

»Ich will duschen! Was? Hier gibt es keine in der Notaufnahme? Scheißescheißescheiße!«

Und pinkeln müsse er. Wir gingen zusammen aufs Klo. Gemäß der alten Weisheit: Kannst du saufen, kannst du laufen!

Ich reichte ihm die Waschläppchen an. Dazu eine Unterhose Modell Netzhose. Und eine Einmalhose in Einheitsgröße, die an seiner mageren Gestalt herumschlackerte. Aber besser so als volle Buxe.

Innerhalb weniger Minuten schaffte er es, das Klo so einzusauen, dass der Reinigungsperle später der Angstschweiß ausbrechen würde. Koordination war an diesem Morgen ausgeschaltet. Er erinnerte mich dabei ein bisschen an meine Katze, die auch immer genau auf den Teppich brach statt auf den abwaschbaren Boden direkt daneben. Er ging dabei nicht wirklich gründlich vor. Als er die Netzhose anzog, war sie hinten gleich wieder braun. Hilfe wollte er auf keinen Fall. Irgendwie war es ihm möglicherweise auch ein bisschen peinlich. Aber höchstens ein bisschen.

Und dann wollte er gehen, erhöhter Zuckerwert hin oder her. Sofort! »Ich kenne meine Rechte!« So ist es jedes Mal. Da wird er mit dem Rettungsdienst angekarrt, um in der Notaufnahme oder auf der Intensivstation aufzuwachen und dann festzustellen, dass beispielsweise das Handy nicht da ist. Dann muss er weg und es holen. Laut weinend über den schrecklichen Verlust und die Unfähigkeit aller, weil keiner in der Notfallrettung daran gedacht hat, sein Zeugs einzupacken. Wobei »weinen« nicht das richtige Wort ist. Es ist eher ein Greinen. Da tropft das ganze Gesicht vor Tränen und Rotz. Herzzerreißend – beim ersten Mal. Und obwohl er vorher ganz schrecklich krank war, geht er. Heimlich. Oder auch mit Erlaubnis. Plötzlich genesen auf wundersame Weise.

Ich holte Insulin. Die Ärztin war für zehn Einheiten. Er fand neun Einheiten besser. Spritzen wollte er selbst. »Das kann ich besser!« Er hampelte mit der Spritze herum, dass ich schon fast dachte, gleich sticht er sich das Auge aus. Wie bei meinen Kindern stand ich daneben, um notfalls eingreifen zu können. Beziehungsweise, meinen Kindern hätte ich so ein Verhalten nicht gestattet.

Als das endlich geschafft war, wollte er einen Taxischein zu seinem Bruder und seinem Handy. Auf Kosten der Krankenkasse. Die Ärztin sog hörbar Luft ein. Wer selber gehen möchte, kann das gerne machen. Aber nicht auf Kosten anderer.

Heul, grein, zeter. »Scheißescheißescheiße.«

Das Bürschlein beschäftigte uns den ganzen Tag über. Denn nach Hause schaffte er es nicht. Vorher fiel er zu oft um – und wurde wieder vom Rettungsdienst gebracht. Danach dasselbe Spielchen noch einmal. Hier ist er wieder: der klassische Drehtüreffekt.

Die Geschichte dieses jungen Mannes ist bitter. Seine leiblichen Eltern haben schon vor Jahren den Kontakt zu ihren Söhnen abgebrochen. Die Pflegefamilie kümmert sich nach unzähligen Enttäuschungen, nicht eingelösten Versprechungen und Drohungen nicht mehr um ihn. Das ist sehr traurig. Einmal habe ich ihm zugehört, wie er mit ihnen telefonierte. Er wollte erzählen, dass er sich den Arm verknackst hatte. Er legte auf, und die Augen waren tieftraurig. Wie gebrochen – dunkel vor Kummer. Er erzählte, dass das Ganze abgetan wurde mit einem: »Stell dich nicht so an. Selber schuld!«.

Das ist das Dilemma in seinem Leben: Kein Halt. Zu viele Drogen, zu viel Alkohol, dazu eine Krankheit, die das Ganze noch potenziert. Keiner ist für ihn da. Und genau das wäre es, was er am dringendsten bräuchte.

Die Zwickmühle aller, die ihn als Patient bekommen, ist: Du weißt nicht, ob du ihm mal eine ordentliche »Rennschelle« verpassen solltest, oder ob du ihn dir mal vier Wochen vor den Bauch binden solltest, damit er Geborgenheit kennenlernt.

Aus dem Lexikon der Notaufnahmeschwester: Rennschelle, die: Eine Ohrfeige, die im Vorbeigehen, im Vorbeirennen sozusagen, gegeben wird.

Du siehst den kleinen Schnulli und bist voll des Mitgefühls. Gleichzeitig geht er einem unfassbar auf den Zeiger. Dazu kostet er die Gesellschaft viel, viel Geld. Rettungsdienst, Notarzt, Krankenhaus, Intensivbett, wenn er mal nicht aufwachen will aus seinem Rausch. Diabetesbehandlung. Entzüge und psychiatrische Betreuung.

Immerhin ist er gesegnet mit einer unglaublich netten Sozialarbeiterin, die sich wirklich kümmert und bemüht. Aber es fruchtet nichts. Bisher.

Wir haben etliche solcher Drehtürpatienten. Menschen, die ihr Leben nicht auf die Reihe kriegen. Manche schaffen es irgendwann tatsächlich. Andere nicht. Jede Stadt hat sie. Durchs soziale Netz gefallen. Und wie wollen wir damit umgehen – als Gesellschaft, als Personal? Wegsehen? Genervt die Augen rollen? Versuchen zu integrieren? Ihn doch vielleicht vor den Bauch binden und lieb haben?

Ich denke: Das Wichtigste ist das Bemühen, kein Arschloch zu werden und solche Menschen nicht abzustempeln oder gar anzukeifen. Ich möchte sie mit ihren Problemen ernst nehmen. Das ist in einigen Fällen leichter als in anderen. Wenn der Kleine nüchtern ist, ist er ein netter Kerl. Da steckt viel Gutes in ihm drin. Liebenswertes. Hoffnungmachendes. Da kennen wir aber auch ganz andere Gesellen, die aggressiv und gewalttätig sind oder einfach nur dämlich – man kann es nicht anders sagen. Du hältst an ihrer Liege immer das Telefon griffbereit, um notfalls die Polizei zu holen. Solche Zeitgenossen gibt es auch in Hülle und Fülle. Der Kleine gehört nicht dazu, auch wenn er unsere Nerven schon oft überstrapaziert hat.

Dieses Hin- und Hergerissensein zwischen Sympathie und Antipathie, Mitgefühl und Augenverdrehen ist ein Zustand, den ich gut kenne. Vielleicht ist es überall dort so, wo man viel mit Menschen zu tun hat. Sie rühren und nerven einen gleichzeitig, man möchte sie ans Herz drücken oder ihnen eine Rennschelle verpassen.

Die Lappen

Manche Menschen haben den Sinn einer Notaufnahme nicht verstanden. Anderen fehlt sogar jeglicher gesunde Menschenverstand. Man könnte meinen, das Wort »Not« würde ganz gut aus dem kompletten Wort »Notaufnahme« hervorstechen. Aber Not definiert scheinbar jeder anders. Um es noch einmal ganz klar zu sagen: In einer Notaufnahme wird sichergestellt, dass Sie nicht sterben, keine dauerhaften Schäden davontragen oder starke Schmerzen leiden müssen. Und wir versuchen natürlich auch, Ihnen Ihre Ängste zu nehmen, die Sie zu uns gebracht haben.

Was es hier nicht gibt, sind Rezepte oder Krankmeldungen. All das muss der Hausarzt machen. Ein Besuch in der Notaufnahme ersetzt also nicht den Besuch beim Hausarzt. Möglich, dass sich das in Zukunft ändern mag, aber noch ist es so.

Viele sehen das anders oder wissen es nicht besser (warum auch vorher informieren?) – darum sind die Notaufnahmen so voll. Eine Gruppe, die aus all den Patienten noch heraussticht, besteht aus denen, die wir liebevoll und leicht hämisch »die Lappen« nennen. Unsere »Reizgruppe«: junge Menschen, die zwischen 1990 und 2000 geboren wurden. Meine Oma hätte gesagt: »Da kannst du die Uhr danach stellen!«, als Synonym für: Man wird immer wieder in seinem Vorurteil bestätigt. Die Lappen kennzeichnet vor allem eins – Hilflosigkeit, fehlende Eigenverantwortung und wenig bis keinerlei Körpergefühl. Hier ein paar Beispiele.

Ein Mann wird vom Rettungsdienst gebracht. Er hat Schmerzen im Zeh, denn er hat seinem Kumpel in den Hintern getreten, und jetzt tut es »total weh«. Den Rettungsdienst habe er gebraucht, weil er nicht wusste, wie er sonst hätte in die Notaufnahme kommen sollen.

Eine Frau hat »Rücken«. Sie wird aus fußläufiger Entfernung mit dem Rettungsdienst gebracht. Drei Minuten später ist der Freund da – mit dem Auto. Warum er sie nicht fuhr, ist allen ein Rätsel.

Ein Pärchen möchte sich wegen Übelkeit behandeln lassen, außerdem hätten sie gern eine Krankmeldung. Die Fahrt mit dem Kettenkarussell auf dem Volksfest ist ihnen nicht bekommen. Sie möchten dafür modernste Medizin in Anspruch nehmen. Außerdem haben sie beide Angst vorm Erbrechen. Der Arzt gibt ihnen kurzerhand ein Zäpfchen gegen Übelkeit mit. Sie nehmen es murrend an – »modernste Medizin« hatten sie sich irgendwie anders vorgestellt. Abschließend fragen sie, wann sie denn dann das Zäpfchen wieder entfernen sollen.

Eine Frau kann seit zwei Tagen nicht aufs Klo. Jetzt ist sie besorgt, ob sie nicht vielleicht »platzt oder so«, und möchte einen Einlauf »to go«.

Einem Mann ist schwindelig. Er kommt, um das abklären zu lassen – schließlich weiß man nie, ob nicht eine schlimme Erkrankung dahintersteckt. Ob es vielleicht daran liegen könne, dass er noch nichts gegessen habe, und ob er sich auch in die Notaufnahme eine Pizza liefern lassen könne?

Zwei Frauen bringen ihren Kumpel. »Er ist betrunken, und ihm ist kalt! Da haben wir ihn gleich mal in die Notaufnahme gebracht!«

Ich könnte stundenlang über solche »Schicksale« berichten. Manchmal möchte man ganz ungeniert herausschreien: »Ihr Lappen! Was läuft falsch bei euch? Habt ihr alle keine Mama?«

Doch, haben sie. Und leider kommt Mama oft gleich

mit und spricht für sie. Oder ruft aus einer 300 Kilometer entfernten Stadt an, ob sie ihre Tochter, die gleich mit einer Blasenentzündung eintreffen werde, besuchen könne. Sie fahre jetzt los, um ihrem Kind beizustehen.

Das ist auf der einen Seite sehr schön – spricht es doch für eine gute Eltern-Kind-Beziehung. Auf der anderen Seite ist es wirklich merkwürdig zu beobachten, wenn Menschen, die Mitte zwanzig sind, keinen Satz ohne ihre Eltern herausbringen können oder wollen. Ich schreibe hier auch nicht von Menschen in psychisch schlimmen und für sie fragwürdigen Situationen, bei denen es jeder verstehen könnte, wenn ein Vertrauter mitkommen würde. Ich schreibe von jungen Menschen, die fröhlich schwatzend mit fünf Freunden im Wartezimmer sitzen.

Beim Arztbesuch sind sie überfordert und planlos: »Hier bin ich! Macht was! Egal was! Ich bin ein Notfall!«

Manchmal kommen sie auch bereits mit einer fertigen Diagnose an, die sie flugs gegoogelt haben. Vielleicht ist die Verstopfung ja auch Krebs! Genau. Auf die Idee, erst einmal mit alten Hausmitteln wie Sauerkraut und Backpflaumen anzufangen, kommen sie erst gar nicht. Wahrscheinlich, weil es zu »krass einfach« wäre, und außerdem ist das ja keine »richtige« Medizin. Und das braucht man schließlich, wenn man »ganz, ganz schlimm Bauchweh« hat, nicht wahr? Außerdem macht es sich so gut in der Timeline der sozialen Medien, wenn man als Status »Bin im Krankenhaus!« angibt. Das gibt unfassbar viele Likes und gute Wünsche von nah und fern. Es hilft bei der Heilung enorm, wenn permanent sämtliche Messenger plingen, um gute Besserungswünsche zu übermitteln.

Wir alle haben uns mittlerweile daran gewöhnt, Dinge jetzt sofort und ständig zu bekommen. Es ist die Lebensrealität – erst recht die einer Generation, die damit groß geworden ist. Sie wollen ein Buch? Amazon Prime liefert es am nächsten Tag. Sie möchten eine Reise machen? Computer an und zack – gebucht! Sie wollen Liebe, Sex und Partnerschaft? Tinder und ein Abo bei Parship machen's möglich. Sie wollen sich verabreden – WhatsApp-Gruppe gegründet, und los geht's.

Warum sollte es also anders sein, wenn Sie sich nicht so gut fühlen? Oh, ein Schmerz, eine Verletzung, ein Unwohlsein, eine Befürchtung oder was auch immer: Ab in die Notaufnahme. Da wird nicht gewartet. Spätestens wenn ein Kumpel Sie »überredet«, mal unbedingt »draufschauen« zu lassen, sind Sie überzeugt, dass Sie sofort kommen müssen. Auch, wenn es nachts um 3 ist. »Man weiß ja nie!« Wir alle haben – gefühlt – diesen einen, wahnsinnig besorgten und äußert kompetenten Freund, am besten mit Medizinstudium im zweiten Semester. Nur ganz heimlich wünschen wir ihm oder ihr in den zukünftigen Bereitschaftsdiensten genau solche Patienten zuhauf!

Und dann dieses Wunderding – der menschliche Körper. Für manche ist er offenbar so unbekannt wie ein unentdeckter Planet. Eine junge Frau liegt im Untersuchungszimmer. Ich sage zu ihr: »Ich mache jetzt eine Einmalkatheterisierung, damit wir steril Urin gewinnen können. Das machen wir, um die Keime zu untersuchen, die Sie ständig an Blasenentzündungen leiden lassen.«

»Ah. Gut. Wohin kommt das Röhrchen?«

»In Ihre Harnröhre.«

»Ist das das Loch, mit dem man Sex hat? Da, wo der Pimmel reinkommt?«

»Äh … Nein. Nicht ganz.«

Da liegt sie: jung, hübsch und mit einem offensichtlich aktiven Sexleben. Aber keine Ahnung von der Anatomie »untenherum«. Wie kann das sein?

Mütter – manchmal auch Väter – bringen ihre erwachsenen Nachkommen zum Röntgen. Sie wissen aber genau, dass »wahrscheinlich eh nichts gebrochen ist«. Außerdem nehmen die jungen Patienten nicht so gerne Schmerzmittel. »Die Pharmaindustrie soll nicht unser Geld bekommen!« Da ist es mitunter schwierig, weiterzuhelfen.

Da möchte ich mich dann vertraulich vorbeugen und als Tipp den Dom empfehlen, welcher in 500 Meter Entfernung steht. Dort finden Wunder aller Art statt. Bei uns nicht.

Als ich mir eine der Mütter einmal näher betrachtete, die mit ihrem Sohn kam, der 39 Grad Fieber hatte, dämmerte mir eine Erkenntnis: Oh mein Gott. Diese Mütter und Väter, das ist meine Generation! Alle diese »Kinder« könnten dem Alter nach meine sein. Es ist also meine Generation, die ihre Brut äußerst spärlich in körperlichen Belangen unterrichtet und aufgeklärt zu haben scheint. Und das verwundert mich. Immer und immer wieder.

Ich kann mich nicht erinnern, dass meine Eltern jemals mit mir im Krankenhaus gewesen wären. Als ich einmal mit meinem Fuß unter eine Wippe kam und die anderthalb Kilometer vom Spielplatz nach Hause humpelte, bekam ich einen Zink-Leim-Verband und eine dicke Socke drüber. »Das wird schon wieder!« Wurde es auch. Halt erst nach drei Wochen. Manches im Leben braucht eben Zeit. Und eine Bänderzerrung wird nicht besser, wenn man sie durchröntgt.

Die Diskrepanz zwischen »Ich nehme meine homöopathischen Notfalltropfen und bestehe gleichzeitig auf ein Röntgenbild« erschließt sich mir immer noch nicht.

In meiner Kindheit gab es keine flächendeckende Versorgung durch Ärzte. So wurde sich halt selbst geholfen bei kleineren Wehwehchen und sonstigen Gebrechen.

Irgendwo zwischen »Nix« und maximaler Versorgung muss also etwas passiert sein, das das Krankheitsverständnis, das Gefühl für den eigenen Körper hin zu »Es tut weh und ich bin absolut hilflos« verschoben hat. Ist es, weil wir unsere Kinder »besser« behandelt wissen wollen, als es bei uns der Fall war? Ist das Wissen der Altvorderen mit ihnen gestorben? Ist es, weil man heute so viel mehr über Krankheiten weiß als früher? Ich komm nicht drauf.

Ich höre es auch in meinem nichtmedizinischen Freundeskreis – bei jedem Anzeichen von Schmerz oder Unwohlsein: »Da musst du mal zum Arzt!«

»Und dann? Was genau erhoffst du dir davon, was du auf keinen Fall selbst hinbekommen würdest?«, frage ich dann.

»Na ja. Hilfe halt, irgendwie!«

Der Hausarzt oder der Kinderarzt scheint einfach nicht so kompetent zu sein. Dass manche weder über die Möglichkeit zum Röntgen noch zum Ultraschall verfügen, macht sie in den Augen vieler ja schon gleich suspekt. Und doch sind die besten Ärzte, die ich kenne, diejenigen, die auf all das Gedöns verzichten. Sie können das, weil sie über jahrelange Erfahrung verfügen. Sie untersuchen einen Patienten gründlich und wissen, was Sache ist. Da kommt oft der ganze technischere Schnickschnack nicht mit.

Früher drückte der Arzt dem Patienten auf den Bauch und wusste, dass es eine Blinddarmentzündung war. Erfahrung und Gespür ließen ihn selten irren. Heute ist es damit nicht mehr getan. Es braucht Ultraschall und Blutwerte, manchmal auch ein CT.

Medizinischer Schnickschnack ist super. Wir wissen immer mehr über Zusammenhänge, und es gibt für viele Krankheiten neue, großartige Behandlungsmethoden. Aber trotzdem hat sich an der Weisheit »Ein Schnupfen dauert ohne Behandlung ein bis zwei Wochen und mit Behandlung sieben bis vierzehn Tage« nicht viel geändert.

Ich selbst bin eine Mutter, die im Umgang mit Krankheiten recht unerschrocken ist. Vieles ignoriere ich einfach weg. Mache einen Nivea-Umschlag, reibe einen Apfel bei Verstopfung und warte aggressiv. Mit bisher besten Ergebnissen. Dennoch kam neulich das jüngste Kind mit einem Splitter im Finger und einer Nadel in der Hand und wollte den Fremdkörper »herausoperiert« haben. Ich begann also mein Werk, als das Kind in höchster Not rief: »Aber sei bloß vorsichtig. Ich habe Gefühle!« Der Splitter war übrigens so winzig, dass ich eine Lupe brauchte, um ihn zu entdecken. Sagen wir mal so: Von mir hat er das nicht …

»Meine Güte«, sagte ich zu meiner Kollegin, als wir mal wieder so einen Patienten behandelten, der sich maximal bei minimaler Blessur anstellte. »Wie wird das erst werden, wenn die 2000er-Generation kommt.«

»Ach du guter Gott. Das hatte ich ja noch gar nicht auf dem Schirm!«, rief sie entsetzt.

Kommen sie dann in Begleitung ihrer Helikoptereltern mit dem SUV vorgefahren, oder holt sie gleich die Luftrettung? Hagelt es Anwaltsschreiben, weil wir das Herzenskind nicht binnen fünf Minuten unter höchstem Einsatz aller zur Verfügung stehenden Mittel behandelt haben? Ich bin sehr dafür, dass es Gesundheitsunterricht an Schulen gibt. Dass Schüler flächendeckend schon in der Schule in Erster Hilfe ausgebildet werden und nicht erst, wenn sie den Führerschein machen. Und ich hoffe einfach, dass der gesunde Menschenverstand nicht aussterben möge.

Von denen, die sich ins Herz brennen

Dann aber kommen auch immer wieder Menschen, die sich mir aus den unterschiedlichsten Gründen ins Herz brennen. Nicht unbedingt die spektakulären Fälle, sondern Geschichten, die mich einfach bewegen.

Es ist ja so, dass ich Menschen sehe, die schwer verletzt sind, die sich Körperteile gebrochen haben, die keine Luft mehr bekommen oder nach einem Schlaganfall erst einmal nicht reden können und darüber verzweifeln. Menschen, die deutliche körperliche Einbußen hinnehmen mussten. Viele dieser Geschichten jagen einem einen Schauer über den Rücken – immer noch, nach all den Jahren. Das gehört zum Alltag in der Notaufnahme dazu.

Eine Patientin ist ein solcher Fall. Sie ist eine »Stammkundin«. Ich erkenne sie mittlerweile durch die Sprechanlage. Selbstverletzung durch Ritzen. Sie ist nicht die Einzige. Viele kennt man mittlerweile über Jahre. Mal kommen sie öfter, mal mit langen Abständen dazwischen. Diese Patientin war zwei Tage zuvor schon da gewesen. Da waren die Schnittverletzungen derart heftig, dass man sie eine Stunde lang nähen musste. Es tat mir in der Seele weh. Leider wird immer nur die Haut versorgt und nicht die Seele gleich mit.

Heute war sie also wieder da. »Läuft gerade nicht so bei mir«, sagte sie mit dünner Stimme. Allein dieser kleine Satz rührte mein Herz.

»Morgen habe ich einen Termin bei meiner Psychologin.«

Ich wünschte, ich hätte ein Rezept, einen Satz, ein Wort, ein Lied – irgendetwas, um das Leid zu mildern. Um wirklich helfen zu können, statt nur einen weiteren popeligen Verband um Arme oder Beine zu wickeln.

Eine alte Frau wurde gebracht, die aus Erwin Strittmatters Buch *Der Laden* entsprungen sein musste. Dort nannte Strittmatter seine Oma die »Anderthalb-Meter-Großmutter«. Winzig klein mit schlohweißem Haar war sie auf der Liege der Sanis kaum zu sehen. Ein Verband zierte ihren Kopf. Es hätte noch eine Feder im Haar gefehlt: Die Anderthalb-Meter-Großmutter meets Pocahontas in uralt.

Neben der Kopfplatzwunde war ihre Wange unfassbar angeschwollen. So was sieht man auch nicht alle Tage. Blutverdünnungsmedikamente machen es möglich. Sie war drei Stunden zuvor auf die Küchenfliesen geknallt, bis sie sich entschloss, den Hausnotrufknopf zu drücken. Solche Dinge wollen gut überlegt sein. Man möchte ja niemanden stören oder zur Last fallen.

Angetrocknetes Blut lässt sich nur schwer abwaschen.

Sie ertrug es mit Gelassenheit und ohne mit ihren spärlichen Wimpern zu zucken. »Ach – es geht schon. Machen Sie nur. Das muss ja sein!«

Sie zuckte auch kein einziges Mal, als ihre Wunde genäht wurde.

Ihr Sohn kam nach. Er hatte kurzfristig seinen Urlaub umbuchen müssen. Eigentlich hatte er in ein paar Stunden nach Ägypten fliegen wollen. Aber er äußerte kein Wort des Verdrusses, er zeigte nur Besorgnis und Liebe. So was nennt man Familienzusammenhalt, besonders wichtig im Umgang mit Krankheit und Schmerz. Kein unnötiges »Gewese«, sondern das, was nottut. Und tatsächlich – auch wenn man es für das Normalste der Welt hält – kommt das leider nicht häufig vor.

Einige Tage später war ich zufällig auf der Station, wo die Anderthalb-Meter-Großmutter untergebracht war. Die immer noch mächtig geschwollene Backe sah nun aus wie eine sorgfältig kolorierte Landkarte. Sie saß im Bett, betete, sang Kirchenlieder und erzählte Geschichten von Bethlehem. So ein Unfall in diesem Alter kann einen mächtig durcheinanderbringen. Am selben Tag wurde ein kühner, aber betrunkener Recke angeliefert. Er war bis zum Hals tätowiert und hatte unzählige Beulen auf der Stirn. So was hatte ich auch noch nie gesehen. Er sah aus wie ein naher Verwandter des Eydeeten Prof. Dr. Abdul Nachtigaller mit den sieben Gehirnen – direkt entsprungen aus den Büchern von Walter Moers. Eine Beule neben der nächsten. Er hatte einem

Pärchen helfen wollen, ihren handgreiflichen Streit zu schlichten, und zum Dank von beiden eins auf die Rübe bekommen. Und zwar nicht zu knapp.

»Ich muss unbedingt an meiner Deckung arbeiten!«, nuschelte er durch all seine Beulen und Blessuren.

Über zehn Meter hinweg hatten sie ihn zum neuen Objekt ihrer Aggressionen gemacht, ihn geschubst und getreten. So wie er aussah, glaubte ich ihm auf der Stelle. Immer rauf auf die Zwölf. Alles tat ihm weh.

Das Blut musste herunter, damit man sehen konnte, wo sich möglicherweise noch eine Platzwunde versteckte. »Aua, aua, aua!«, jammerte er. Bei Kerlen wie ihm, die bei der kleinsten Berührung zucken, als würden sie von einem Güterzug überfahren, fragt man sich immer wieder: Bekommen sie eine Kurznarkose, wenn sie sich tätowieren lassen?

»Ich muss unbedingt an der Deckung arbeiten! Unbedingt! An der Deckung. Jawohl!«

Einer der Schläge hatte offensichtlich einen Wiederholungsschalter im Gehirn aktiviert.

»Ohne Deckung geht's einfach nicht!«

Und obwohl er aussah wie ein Blechkübel von innen nach einem heftigen Hagelschauer, fehlte ihm ansonsten: nichts! Gott ist mit den Alten, den Kindern und Betrunkenen, heißt es ja immer.

Und dann kam noch eine Meldung der Leitstelle, dass eine Patientin »mit Zustand nach häuslicher Gewalt« eingeliefert werden würde. Häusliche Gewalt.

Das ist ein Meldebild, das bei mir auch nach all den Jahren immer noch Wut und Beklemmung auslöst.

Die Sanis brachten eine junge Frau, die laut Geburtsdatum dreißig Jahre alt war. Optisch hätte sie auch für fünfzig durchgehen können: das Haar schütter, die Haut aufgedunsen. Ihr Gesicht war voller Beulen, Schrammen und blauer Flecken unterschiedlichen Alters. Alte Platzwunden, die nicht versorgt worden waren. Die Augen blutunterlaufen. Auf den Armen Wunden, die aussahen, als hätte jemand seine Kippen dort ausgedrückt.

»Ich möchte unbedingt wieder nach Hause!«, wisperte sie durch ihre trockenen und aufgesprungenen Lippen.

»Welches Zuhause?«

»Da, wo ich herkomme. Mein Freund hat mir extra 50 Euro fürs Taxi mitgegeben.«

Da fällt dir nix mehr ein. Da bist du sprachlos wie fünf Meter Feldweg. Da schnürt dir der Kummer der Welt die Kehle zu.

Die Sanis erzählten später, wie sie die Wohnung vorgefunden hatten: Chaos hoch zehn. Es hatte ausgesehen wie nach einer Schlacht. Blutspritzer, umgefallene Wäscheständer, Staubsauger und Eimer, herumliegende Kochtöpfe. Wie im Krimi – nur in echt. Nachbarn hatten Schreie gehört. Sie aber wisperte der Polizei etwas von wegen »aus dem Bett gefallen« zu.

Ich saß neben ihr und nahm Blut ab. Sie sah mich an.

Selten habe ich so rote und tote Augen gesehen. Kein
Leben. Keine Hoffnung.

Wie kann man so leben? In welcher Abhängigkeit
muss man sich befinden, dass ein Ort, an dem man
misshandelt wird, dennoch »Zuhause« genannt wird?
Wie kann ein Mensch einem anderen derartige Gewalt
antun und ihm hinterher noch kaltblütig 50 Euro fürs
Taxi zustecken?

Die Frau fuhr tatsächlich mit dem Taxi wieder »nach
Hause«. Ein Krankenhaus ist kein Gefängnis. Erstaunli-
cherweise hatte auch sie keine gravierenden Verletzungen davongetragen, wie der malträtierte Hüne von vor
ein paar Stunden. Ihren Partner hatte die Polizei unterdessen immerhin abgeführt.

Später kamen die Sanis noch mal vorbei, um das
Protokoll abzugeben. Sie waren immer noch erschüttert, geradezu fassungslos angesichts des Chaos, das sie
vorgefunden hatten, und des damit verbundenen Leids.
Das kann man nicht einfach abschütteln. Das bleibt.

Die Hochbetagten

Einen Großteil der Arbeit in einer Notaufnahme machen
tatsächlich die Betagten und Hochbetagten aus. Ihre
Versorgung braucht viel Zeit. Siebzehn schon bekannte
Diagnosen, Nebenerkrankungen und eine Vielzahl von
Medikamenten lassen einen mitunter wie einen Detek-
tiv arbeiten. Woher kommt nun das Fieber? Ist dieser
Zustand den unzähligen Medikamenten geschuldet? Es

gab schon des Öfteren eine Wunderheilung wie diese hier: Ein hochpotentes Schmerzpflaster neben dem anderen klebte auf der Patientin, die mit dem Meldebild »tiefe Bewusstlosigkeit« angemeldet war. Würde diese Menge auf mir kleben, sänge ich im Chor der Engel.

Der eine oder andere Praktikant zeigte sich enttäuscht, dass insgesamt nicht mehr Blut floss und nicht alle ansatzweise so halbtot waren, dass man sie sofort heldenhaft hätte reanimieren müssen.

»Ja, Schätzelein!«, sagte ich milde und füllte Urin und Blut in Kulturflaschen zur Bebrütung um. Drei Fläschchen Urin, zwei kleine Fläschchen Blut: Alles wird untersucht, manches bebrütet, um festzustellen, welches Antibiotikum bei welchem Keim wirkt und um welchen Keim es sich bei dieser Entzündung überhaupt handelt. Ich legte sie zu den vielen Abstrichen aus Rachen, Nase und Wunden, die ich zuvor entnommen hatte. All das, um hoffentlich den Keim zu finden, der für den Zustand des Kranken verantwortlich war. Im besten Falle keinen multiresistenten Keim, sondern einen, den man mit einem gängigen Antibiotikum gut behandeln konnte.

»Vielleicht solltest du dein Praktikum dann doch in *Grey's Anatomy* machen. Denn da gibt es nur spektakuläre Fälle. Und nur entzückende, liebreizende Patienten!« Während ich das sagte, hielt ich die Hand des alten, dementen Patienten fest, der nach mir schlagen wollte. »Suche dort dein Notfallkatastrophentourismusglück!«, fügte ich an den Praktikanten gewandt hinzu.

All diese betagten Patienten lehren einen unendlich viel über das Leben an sich und auch darüber, wie man selbst leben und enden möchte. Es spiegelt uns – sofern wir zur Selbstreflexion bereit sind. Man sieht die unterschiedlichsten Lebensentwürfe, ihr Scheitern, den Umgang mit schwierigen Situationen, Humor und Witz. Und so ist es auch immer eine Art Suche nach einer besseren Version unserer selbst. Was für mich auch immer bedeutet: Möchte ich so enden? Leben? Handeln? Durch all diese Patienten lernt man letztlich viel über sich selbst. Sofern man das möchte.

Durch die zunehmende Lebenserwartung häufen sich Demenzkrankheiten und Depressionen im Alter. Und nicht jeder, der »ein wenig vergesslich« ist, wird so knuffig wie im Film *Honig im Kopf*.

»Geht alle weg, ihr verdammten Schweine!« Dafür, dass der alte Mann somnolent sein sollte, hatte er erstaunliche Kräfte und eine sehr robuste Stimme. Wahrscheinlich konnte man ihn noch im Klinikpark hören. Mit einer unklaren Schläfrigkeit war er in die Klinik eingewiesen worden. »Demenzielles Syndrom«, stand ebenfalls auf der Einweisung. Ein mageres kleines Männchen lag da auf der Liege. Aber von dieser unklaren Schläfrigkeit spürten wir nichts, als wir uns an Routinearbeiten wie Blutdruck messen machen wollten.

»Ihr Schweine! Ihr gottverdammten Schweine, hört sofort wieder auf!« Beim Versuch, Blut abzunehmen, kam Leben in die Bude. Dieser von Alter und Krankheit winzig zusammengeschrumpelte Mann hatte die Beweglichkeit eines Balletttänzers und die Schlagkraft eines Sumo-Ringers. Davon zeugte später der blaue Fleck an meinem Oberarm, als er mich in seiner Verwirrung trat. Ich stand dabei am Kopfende der Liege. Die junge, unerfahrene Ärztin wich erschrocken zurück.

»So wird das nichts!«, sagte der Kollege. »Weder mit Blutabnehmen noch später mit einem CT vom Kopf!«

Die junge Ärztin verschwand, um mit dem Oberarzt zu telefonieren, was nun zu tun sei. Der Kollege und ich blieben zurück mit dem zeternden, wild um sich schlagenden Kerlchen.

Singen soll helfen. Erinnerungen pflegen an vergangene Zeiten. Er war Jahrgang 1928 – was sang man in seiner Kindheit, zu Kriegszeiten? Ich saß links von dem Mann und sang leise, der Kollege zur Rechten versuchte, Blut abzunehmen. Die Lippen des Greises bewegten sich tatsächlich mit zum Lied der »Lili Marleen«. Es war ein kleiner, sehr inniger Moment. Bis die Nadel auf Haut traf. Es gab ein Handgemenge. Das ist die Zwickmühle, in der wir uns so oft befinden. Über den Kopf der Menschen, die nicht mehr einordnen können, was geschieht, müssen wir Dinge tun, die die Patienten auf keinen Fall wollen.

Wie kann man einem alten Mann, der schon lange geistig nicht mehr in »unserer« Welt lebt, erklären, dass es wichtig ist, was wir da machen? Dass wir nach einer Erklärung dafür suchen, warum er nicht mehr adäquat reagiert? Liegt es an durcheinandergeratenen Blutwerten? Einem Verschluss in bestimmten Hirngefäßen? Am Herzen? An etwas ganz anderem?

Die Angehörigen standen vor der Tür und waren ratlos, was mit Opa los war. Das Seniorenheim schickte ihn ins Krankenhaus, weil »irgendwas« nicht stimmte. Möglich, dass der alte Mann auch einfach nur seine Ruhe haben wollte. Aber wer weiß das schon.

Als Privatperson möchte ich am liebsten dem Kollegen in die Arme fallen und sagen: »Lass gut sein! Somnolent ist er schon mal nicht. Alles fein also.« Als Krankenschwester kremple ich die kurzen Ärmel hoch. Es ist mein Job, Probleme zu lösen.

Und dann behandelten wir über einen nicht bekannten Willen hinweg. Wir gaben ihm ein Medikament zur Beruhigung unter die Nase, denn einen Zugang hatte er ja noch nicht, und schon funktionierte der Laden. Der alte Mann schlummerte sich durch die Blutabnahme sowie viele andere Untersuchungen. Na also. Geht doch! Alles richtig so. Dennoch fühlte es sich falsch an. Wo und wann beginnt die Hilfe, und wo hört die Würde auf? Ach. Es ist kompliziert.

Später am selben Tag: Eine alte Frau, ebenfalls mit einer Demenzerkrankung, hatte hohes Fieber und brauchte einen Katheter, damit wir feststellen konnten, woher der Infekt kam. Ich nahm die Arzthelferin, heute Medizinisch-Technische Assistentin (MTA) genannt, die noch nicht lange dabei war, zu Hilfe mit.

»Was machen Sie denn da?«, kreischte die alte Frau erbost und trat nach mir. Wir arbeiteten zu zweit, sprachen mit der Dame, versuchten sie zu beruhigen und zogen sie mit sparsamen Handgriffen möglichst schnell aus.

Es war und ist und wird mir immer unangenehm sein. Aber die Krankenschwester in mir wusste auch, dass es sinnvoll war, was wir hier taten. Beine auseinander. Desinfektion im Intimbereich. Katheter rein. Puh. Alles ging glatt und ohne Probleme. Gekonnt ist gekonnt. Die Arzthelferin schaute erschrocken. Das Ganze ging nämlich deshalb glatt, weil wir quasi fast auf der alten Frau lagen, damit sie uns nicht treten konnte. Und natürlich weil ich wiederum über die Jahre routiniert genug geworden war. Für meine »dritte Hand«, die neue Arzthelferin, musste es ausgesehen haben wie Gewalt.

All das muss man ausblenden. Persönliche Gefühle müssen zugunsten von Patientenwohl und der Professionalität zurückstehen. Es ist oft eine emotionale Zwickmühle. Kinder, Patienten mit Alzheimer oder sonstigen demenziellen Syndromen, Menschen mit Behinderungen müssen behandelt werden. Aber es ist ein besonders sensibler Bereich, in dem man mit der größtmöglichen Ruhe, Gelassenheit und Langsamkeit arbeiten muss. Was in einer Notaufnahme nicht unbedingt gegeben ist.

Man müsste Räume schaffen für solche Patienten. Nicht nur im Sinne von zusätzlichem Platz wie auf Spezialstationen, sondern auch in uns Pflegepersonen.

Denn sie werden immer mehr und fallen bisher durch das Raster der Patienten einer Notaufnahme durch. Manchmal träume ich davon, dass es auch eine Notaufnahme für solche psychiatrisch-geriatrischen Patienten gibt. Mit speziell geschultem Pflegepersonal. Es wird in Zukunft immer mehr Patienten geben, die dies bräuchten.

Die Komisch-Tragischen

Einer der Gründe, die mich so lange in der Notaufnahme hielten, war und ist der Spaß, den man dort auch erleben kann: Der schräge Humor der Kollegen, der sehr oft rabenschwarz ist und deshalb außerhalb der Klinikmauern wenig Verständnis findet. Diejenigen Patientengeschichten, die wie eine Slapstickkomödie klingen. Einige Geschichten hören sich so kurios an, dass sie unmöglich wahr sein können. Aber sie stimmen alle, so filmreif sie auch sein mögen. Wie die tragisch-komische Geschichte einer Silvesternacht.

Wie jedes Jahr konnten wir die Uhr danach stellen: Am 1. Januar um 0.02 Uhr gingen die Sirenen des Rettungsdienstes los. Der Sekt, mit dem wir als Notaufnahme-Team auf das neue Jahr anstoßen wollten, wurde wie die Jahre zuvor schal und warm. Denn nach dem ersten Schluck bog der erste Rettungsdienst um die Ecke.

Ich hatte früher immer sehr gerne Dienst in der Silvesternacht gemacht. Ich war jung und »brannte« förmlich für spektakuläre Verletzungen aller Art. Brandwunden,

Knalltraumata, Schlägereien, Alkoholintoxikationen, Schnittwunden, abgefetzte Finger, Stürze – und wieder von vorn. Und als würde in der Notaufnahme ebenfalls die »Etikette von Ausnahmenaturphänomenen« herrschen, wie in den 13½ *Leben des Käpt'n Blaubär* von Walter Moers beschrieben, kamen in dieser Nacht die wenigsten mit Herzinfarkt und Schlaganfällen. Ab 3 Uhr morgens war es dann nur noch bedingt lustig, wenn jemand dir hackedicht »ein total zauberhaftes neues Jahr, schönes Fräulein« wünschte. »Schaunse mal, was ich da gemacht habe ....« Kicher ... »Sieht das nicht scheiße aus? Muhahaaa.« Ein Finger weniger, weil den Böller zu spät losgelassen, sieht immer scheiße aus.

In dieser Silvesternacht ging die Tür auf, und der Rettungsdienst kam gleich im Zweierpack. Auf den Tragen lagen Menschen, die in blutigen Mull gehüllt waren. Den Schuhen nach zu urteilen, handelte es sich um ältere Menschen. Mehr war erst mal nicht zu sehen. Ein leichter Brandgeruch begleitete sie.

»Also, die Geschichte ... ach – wir lagern erst mal um!«, sagte der Kumpel vom Rettungsdienst. »Dann machen wir Übergabe!« Er feixte ein bisschen. »Die Geschichte ist etwas kurios, ich muss ein bisschen ausholen.«

Und dann holte er aus: »Die beiden Alten saßen im siebten Stock ihres Hochhauses und waren in Silvesterlaune. Er hatte ein kleines Feuerwerk gekauft. Er ging also kurz vor Mitternacht auf den Balkon, um mit der

Knallerei zu beginnen. Weil es kalt war, schloss er die Balkontür. So gehört es sich schließlich. Die Gattin saß auf der Couch und wollte von innen zusehen. Damit er niemanden verletzte, schaute er übers Balkongeländer nach oben und unten – nicht, dass sein Knaller jemanden traf. Gerade als er sich mit seinem angezündeten Böller in der Hand über die Brüstung beugte, schoss von unten eine Rakete hoch und verfehlte ihn nur haarscharf. Und zwar so haarscharf, dass er geblendet wurde. Der alte Mann erschrak so sehr, dass er zurücktaumelte und durch die geschlossene Balkontür stürzte. Dabei fiel ihm der Böller aus der Hand und rollte hinter das Sofa, wo er einen kleinen Schwelbrand verursachte. Die Gattin war mehr als erschrocken, aber dennoch so geistesgegenwärtig, dass sie einen Notruf absetzte. Dann eilte sie dem Ehemann zu Hilfe, der mit vielen Schnittwunden auf dem Boden lag und nicht mehr hochkam. Als sie ihrem Gatten aufhalf, zog sich die Frau ebenfalls viele Schnittwunden zu, da überall Glassplitter der zerbrochenen Balkontür herumlagen.« Der Kollege vom Rettungsdienst räusperte sich und fasste zusammen: »Also: tiefe und oberflächliche Schnittwunden bei beiden, bei der Gattin scheinen auch Sehnen durch die Glassplitter verletzt worden zu sein. Dazu haben wir einen Verdacht auf Fraktur des Oberschenkelhalses bei ihm, er bräuchte später einen Augenarzt, beide haben eine Rauchgasvergiftung, und jetzt sind sie sehr durcheinander. Verständlich! Sollten sie wider

Erwarten nichts Ernstes haben – der Schlüssel liegt bei der Nachbarin. Aktuell ist die Feuerwehr noch vor Ort, wegen des Schwelbrandes. Wir gehen dann mal. Gutes Neues noch!«

Wir waren Stunden mit der Versorgung der beiden Unglücksvögel beschäftigt. Voller Mitgefühl, aber immer wieder leise glucksend. Das Leben schreibt doch die besten Geschichten, und das nicht nur in der Silvesternacht.

Manchmal enden Geschichten eben anders als geplant. Ach, was schreib ich da – *oft* enden Geschichten anders als geplant. Andernfalls würden wir kaum noch Patienten in der Notaufnahme behandeln.

So war es auch jenem Herrn ergangen, der an einem Samstagmorgen um 8.30 Uhr bei uns vorsprach. »Guten Tag. Ich habe eine Schussverletzung und brauche mal Hilfe!«

Schussverletzung? In unserem Krankenhaus? Hatte ich was verpasst? War ich von Scotty in eine Gangsterklinik gebeamt worden?

Vor der Tür stand aber kein Gangster, sondern ein älterer Mann im Agrar-Look. Die Füße steckten in derbem, glatt gewetztem Schuhwerk mit Antirutschsohle. Den Körper bedeckte die obligatorische blaue Latzhose. Ein Jäckchen in Grobstrick über dem offenen Karohemd. Definitiv kein Gangster mit rauchendem Colt in der Hand. Um den Arm gewickelt trug er einen dicken Verband.

»Na – dann kommen Sie mal rein!«

Der Arm wurde ausgewickelt. Und tatsächlich: Man sah deutlich das Einschussloch. Blut sickerte heraus. Mein lieber Scholli. Gab es Streit in der Landwirtschaft?

Das Interessante sind ja immer die Geschichten, wie einer zu seiner Verletzung kam. Allerdings ist nach 245 698 spannenden Geschichten dann der Bedarf meistens auch irgendwann mal gedeckt. Hier nicht. Hier passte die äußere Erscheinung des Mannes nicht recht zu seiner Verletzung. Das versprach spannend zu werden. Unter Schussverletzung stellte ich mir irgendwie etwas anderes vor.

»Ich wollte einen Hasen schlachten für morgen. Als Sonntagsbraten. Wissen Sie, ich habe Stallhasen. Immer frisch geschlachtet: ein Gedicht!« Der Mann schmatzte leise. »Meine Frau macht immer selbst gemachtes Blaukraut dazu!«

»Und?«

»Ich ziehe die Hasen selbst auf. Von klein auf kenne ich die. Und es ist nicht leicht, sie zu töten. Aber wer den Hasenbraten meiner Frau kennt …!« Er seufzte. »Also nehme ich sie immer in den Arm und kuschel noch kurz mit ihnen. Damit es allen leichter fällt.« Er räusperte sich. »Und dann hab ich ihn mit dem Bolzenschussgerät verfehlt und mir in den Arm geschossen.«

Ich stellte mir die Szene vor dem geistigen Auge vor. Wie der Mann mit dem Hasen auf dem Arm dasteht und ihn flauscht, bevor er ihn abknallt. Ein wenig Trauer im Herzen des Abschiedes wegen – und auf der Zunge die Schmackhaftigkeit des leckeren Hasenbratens.

»Und nun? Ist der Hase nun begnadigt? Heißt er jetzt ›Der Hase, der überlebt hat‹?«

Der Landwirt grinste: »Der darf jetzt leben. Das war wie ein Urteil von ganz oben. Der Hase wird jetzt der Zuchtrammler!«

Der Mann wurde genäht, der Hase lebte weiter, die Frau holte ihren Gatten ab und zeigte ihm sechs frische Forellen, die sie vom Nachbarn bekommen hatte. Am Sonntag würde es Forelle blau geben statt des Hasenbratens. Auch gut, da waren sie sich einig.

Meine vier Sternstunden der alternativen Heilmethoden

Es gibt viele Menschen, die der Schulmedizin nicht so über den Weg trauen. Aber auch sie kommen – aus welchen Gründen auch immer.

Sternstunde Nummer 1

Eine Patientin legte mir mal dringend den Umbau der Notaufnahme ans Herz: »Ist Ihnen schon mal aufgefallen, dass Ihre Möbel hier sehr ungünstig stehen? Wegen der Ausrichtung. Nach den Lehren des Feng-Shui ist das hier alles sehr ungut. Wenn Sie diese Liege hier zum

Beispiel anders stellen würden, dann wäre sie in einer besseren Ausrichtung. Alles würde besser fließen. Ihre Patienten würden es Ihnen danken.«

»Wenn wir die Liege anders hinstellen würden, hätten die Ärzte und das Pflegepersonal Schwierigkeiten, den Patienten zu untersuchen und zu behandeln. Aber ich werde mit dem Hausarchitekten sprechen – sollte ein Umbau anstehen.« An dieser Stelle wuchs meine Nase wie die von Pinocchio.

Der Spruch allerdings blieb. Wann immer Chaos herrschte und einer fragte, warum alles kreuz und quer herumsteht und -liegt, entschuldigte sich einer mit den Worten: »Feng-Shui. Ist besser so. Glaub mir.«

Sternstunde Nummer 2

Der Klassiker: das Thema Impfen.

»Sind Sie geimpft? Bei Ihrer Wunde wäre eine Tetanusimpfung angebracht, wenn Sie schon länger nicht geimpft sind.«

»Ich kann mich nicht mehr erinnern! Ist bestimmt schon Jahre her.«

»Hm. Haben Sie Haustiere?«

»Ja, zwei Katzen. Peterle und Muschi!«

»Sind die geimpft?«

»Selbstverständlich! Die sollen ja gesund bleiben und sich nix holen!«

»Ich merke schon, die Katzen haben es gut bei Ihnen. Wenn es Ihnen recht ist, impfe ich Sie auch. Dann haben die Katzen auch noch lange was von Ihnen. Sie wollen sich ja bestimmt auch nix holen.«

»Ich habe es halt nicht so mit Spritzen.«

»Na ja – Ihre Katzen vielleicht auch nicht.«

»Stimmt. Die fauchen immer, wenn wir zum Tierarzt fahren!«

»Na – dann wollen wir mal sehen, ob Sie fauchen müssen ...«

»Das war es?«

»Jawohl. Mehr ist nicht.«

»Das hat ja gar nicht wehgetan. Also ehrlich – ich kann meine Katzen nicht verstehen.«

Sternstunde Nummer 3

Bei manchen Patienten wunderst du dich von der ersten Minute an, warum sie die Notaufnahme aufsuchen, anstatt zu ihrem Heiler zu gehen. In die Waldhütte am Rande des Universums. Da, wo die Energien so sprudeln und sprießen, wie sie erschaffen wurden. Aber vielleicht war der Heiler ja an diesem Tag im Urlaub, so dass man mit der schlechten Alternative der Notaufnahme, die einen nachweislich kränker macht, vorliebnehmen musste.

»Was machen Sie denn da?!«

»Ich schreibe ein EKG!«

»Ja, muss das denn so feucht sein?«

»Äh – ja. Das ist das Kontaktspray. Sonst halten die Saugelektroden nicht!«

»Sie wischen ja meine Heilrunen ab!«

»Ach, diese Striche kreuz und quer sind Heilrunen?«

»Ja – und Sie wischen sie ab. Oh mein Gott! Jetzt werde ich noch viel kränker. Und Sie sind schuld!«

Sternstunde Nummer 4

Achtsamkeit ist ganz wichtig. Es schnalzte leise in kurzen Abständen. Die junge Frau trug ein kleines Armband um ihr Handgelenk. Das hob sie immer wieder ein bisschen an und ließ es zurückschnalzen.

»Was machen Sie da?«, fragte ich. Ich wollte eigentlich den gebrochenen Unterarm eingipsen.

»Das ist wegen der Achtsamkeit! Damit ich mich daran erinnere, im Hier und Jetzt zu sein.«

»Das wird jetzt ein bisschen schwierig. An diesen Arm soll jetzt ein Gips.

»Ach Gott! Das Band muss jetzt runter?«

»Äh – schon! Ich wüsste nicht, wie ich sonst den Gips machen könnte, ohne dass Sie Druckstellen bekämen.«

»Scheiße! So eine verdammte Scheiße!«

Aus war es mit der Achtsamkeit.

Die Glocke der Achtsamkeit

Ich selbst muss mich im stressigen Alltag immer wieder daran erinnern, achtsam zu sein. Wie auch an diesem Tag.

»Schwester! Ich muss auf die Schüssel!« Die Stimme nahm mit jedem Wort an Lautstärke zu.

Die kleine alte Dame brauchte wahrscheinlich eher Unterhaltung und Ablenkung denn die Schüssel. Da war sie nämlich schon fünfmal innerhalb der letzten halben Stunde gewesen – ganz ohne wassertreibendes Medikament.

Ich holte das Steckbecken, auch bekannt als Bettpfanne, und ging zu ihr. Die Schüssel war zu kalt. Ich war zu grob beim Unterschieben. »Ich habe da doch ein hervorstehendes Muttermal, das ist sehr empfindlich! Herrgott noch mal, wenn das hier so weitergeht, geh ich sofort nach Hause! Nun passen Sie doch auf!«

Ich dachte: Nein – gehen Sie nicht! Da sind Sie nämlich heute schon fünfmal umgefallen! Und überhaupt: Wie wollen Sie gehen, wenn Sie noch nicht mal den Hintern um fünf Zentimeter nach oben heben können? Aber das sagte ich natürlich nicht. Es ist ja immer ein Rätsel, wie die älteren Herrschaften zu Hause allein zurechtkommen und dann im Krankenhaus keine kleinste Bewegung mehr schaffen.

Da gongte es. Ganz leise in meiner Hosentasche. Mein neuester Schrei. Eine App mit dem Titel: »Die Glocke der Achtsamkeit«. Ein tiefer, satter Ton, angeschlagen auf einer Art goldenen Klangschale, dem Bild nach zu urteilen.

In der Beschreibung der App steht: »Mindbell erklingt regelmäßig als Achtsamkeitsglocke im Laufe des Tages.

Dadurch können wir kurz innehalten und uns bewusst werden, was wir gerade tun und in welchem Geisteszustand wir das angehen, was wir gerade tun. Gemäß dem buddhistischen Lehrer Thich Nhat Hanh ist dies ein wirksames Mittel, um Achtsamkeit zu entwickeln.«

Achtsamkeit. Ein Modewort. Wenn mir einer die Geschichte vom »Hier und Jetzt« erzählt, bekomme ich leichtes Augenflackern. Zu abgenudelt. Aber doch so wahr. Genervt von der alten Dame und mit den Gedanken schon beim nächsten Patienten, stand ich da.

Gong! Moment mal, was mache ich hier eigentlich? Ich weiß doch, was die Frau braucht, nämlich Ansprache, Liebe, Aufmerksamkeit, Unterstützung und eine behutsame Bettpfannenunterschiebung. Am liebsten hätte ich jedoch fluchtartig das Zimmer mit der unverschämten Schachtel verlassen. Sofort.

Gong!

Durchatmen! »Oh, Sie haben da ein Muttermal. Das wusste ich nicht. Das tut mir leid!«

Sie knurrte. »Mein Mann wollte nie, dass ich das wegmachen lasse. Damals im Krieg war es ja schwierig. Da hat der Arzt gesagt: Das machen wir nächste Woche. Und dann war der OP ausgebombt. Da war ja nicht mehr dran zu denken! Und meinen Mann hatte es noch nie gestört!«

Ohne den leisen Gong der Achtsamkeit hätte ich diese Geschichte nicht erfahren. Ich hätte meine Klappe im besten Falle gehalten und geschaut, dass ich schnell

Land gewinne. Die Glocke hatte mich daran erinnert, was ich hier gerade tue. Nicht nur den Topf bringen, sondern auch den Menschen wahrnehmen. Bei vielen Patienten am Tag kann das schwierig werden. Aber nicht unmöglich. Und ich will ehrlich sein: Es gelingt nicht immer.

Es geht leider so oft unter, wenn der Tag hektisch ist. Wenn wir mit unserer Gedankenflut nicht im »Hier und Jetzt« sind, sondern überall. Beim nächsten Verband, Gips oder Telefonanruf, der nächsten Blutabnahme oder Patientenaufnahme. Wir fummeln die ganze Zeit vor uns hin und rasen durch den Tag. Abends sinken wir ermattet auf die Couch und fragen uns: Was haben wir eigentlich den ganzen Tag gemacht?

Gong! Ich war hier und jetzt bei dieser Frau. Und auch beim nächsten und übernächsten Patienten und bei dem Patienten danach war ich voll da.

Es kann natürlich auch daran liegen, dass ich gleich mal die Achtsamkeitsglocke auf einen zehnminütigen Abstand eingestellt hatte. Es schadet ja nicht, öfter mal innezuhalten. Mir hilft es im Alltag, diese Glocke zu hören. Einen Gongschlag, verbunden mit der Frage: Was tust du hier? Machst du es mit Herz, Verstand und Können – so wie du es eigentlich immer tun wolltest? Es ist gut, wenn man daran erinnert wird. Gong!

Der Schattenwolf

Die widersprüchlichen Gefühle, die mich jeden Tag in meinem Dienst in der Notaufnahme begleiten, lassen sich sehr gut durch die Geschichte von den zwei Wölfen veranschaulichen, die ich sehr mag:

Ein alter Indianer saß mit seinem Enkel am Feuerchen. Da sagte der Alte auf einmal: »Weißt du, wie ich mich manchmal fühle? Es ist, als ob zwei Wölfe in meinem Herzen miteinander kämpfen. Einer der beiden ist rachsüchtig, aggressiv und grausam. Der andere ist liebevoll, sanft und mitfühlend.«

»Welcher wird gewinnen?«, fragte der Enkel.

»Der, den ich füttere!«, sagte der alte Indianer.

Ich habe etwas viel Mächtigeres als einen Wolf: einen Schattenwolf. Er sieht dem von Jon Snow in *Game of Thrones* ähnlich. Er ist groß und stark, hat mächtige Zähne und ein flauschiges Fell.

Nachts schläft er vor meinem Bett. Manchmal träumt er wild. Dann rennen seine Pfoten, und seine Ohren zucken. Am Tag folgt er mir auf Schritt und Tritt. Er ist dicht hinter mir. Ich kann seinen Atem an meinem Körper durch meine Dienstkleidung spüren. Ich gehe durch die Notaufnahme. Ich sehe die Menschen. Die Patienten mit ihren Angehörigen, die Kollegen und Ärzte. Die Mitarbeiter von der Röntgenabteilung und die vom

Labor. Den Reinigungsdienst. Und die Menschen des Rettungsdienstes. Und all die vielen anderen.

An guten Tagen läuft mein Schattenwolf ruhig neben mir her. Manchmal leckt er an meiner Hand und stupst mich mit seiner feuchten Nase an. Ich lege meine Hand auf die der Patienten, die Angst haben. Ich bin geduldig mit aufgebrachten Angehörigen. Ich weiß, welches Instrument der Chirurg möchte, noch bevor er es weiß. Ich reiche dem Internisten die richtigen Medikamente, noch bevor ihm bewusst ist, was er braucht. Mit meinen Kollegen scherze ich und bin aufmerksam. Dem Obdachlosen vor der Türe schenke ich meine vorletzte Zigarette. Ich stöpsle das Ultraschallgerät für den Urologen an, helfe Patienten galant auf die Untersuchungsliege – auch wenn sie 180 Kilogramm wiegen – und treffe beim Blutabnehmen immer auf Anhieb. Ich bin die Venenflüsterin des Tages. Ich bin Güte, Barmherzigkeit und Mitgefühl in Person. Der Schattenwolf neben mir legt zufrieden die Pfoten übereinander.

An anderen Tagen knurrt der Schattenwolf neben mir. Ich begehre auf, wenn ich für Sachverhalte schuldig gesprochen werde, für die ich nichts kann. Wenn jeder meint, er könne mir seinen Ärger aufs Ohr drücken. Wenn manche Kollegen ihre Launen pflegen. Wenn mir einer vor die Füße spuckt, obwohl er den Brechsack in der Hand hält, und mich dabei herausfordernd anschaut. Wenn es allen zu langsam geht und ich gesagt bekomme: »Lauf halt schneller!« Ich lasse den Schattenwolf seine Zähne zeigen, wenn ich vor lauter Trubel nicht mehr denken kann. Ich werde ungeduldig, wenn der Arzt ein Anfänger ist und auf keinen Fall seinen erfahreneren Kollegen holen möchte. In mir kribbelt es, wenn die Schüler – unschuldig schauend – das 102. EKG verhauen, obwohl ich es zigmal erklärt habe.

»Fass!«, würde ich am liebsten sagen. »Greif zu. Mach alles kurz und klein!«

Manchmal kämpft dieser Wolf in meiner Brust. Dann weiß er ebenso wenig wie ich, was er tun soll. Schnüffeln und sein kuscheliges Fell zum Streicheln anbieten? Oder lieber doch seine gewaltigen Zähne zeigen und grimmig knurren: »Bis hierhin und nicht weiter, sonst fresse ich dich«?

Ich bin diejenige, die den Wolf füttert.

Die lieben Kollegen

Jahrelang an ein und derselben Arbeitsstelle zu arbeiten, bedeutet auch, dass man gezwungen ist, immer wieder mit denselben Menschen zusammen zu sein. Viele sind mir Freundinnen und Freunde geworden. Oder wie las ich es mal so schön? »Ein Team ist nicht eine Gruppe von Menschen, die zusammenarbeiten. Ein Team ist eine Gruppe von Menschen, die sich gegenseitig vertrauen.« Manchmal habe ich mit diesen Menschen mehr Zeit verbracht als mit meiner eigenen Familie.

Im besten Falle ist es wie in diesem schönen Spruch. Im schlechtesten hoffst du, dass die Schicht schnell vorbeigeht, und bist froh, wenn du gut beschäftigt bist, denn dann kannst du den Kollegen aus dem Weg gehen.

Ungemach und Stress werden leichter zu ertragen mit den richtigen Kollegen. Sie sind ein Quell von Heiterkeit. Ein buchstäblicher Rückzugsort an einem stürmischen Tag. Ein Ausbund an Ideen für Rezepte, Schabernack und Freizeitgestaltung. Ein Regulativ und eine Reflexion. Und es ist ein Tag in der Hölle, wenn du mit den »Pfeifen« zusammenarbeitest. Da gibt es nichts zu beschönigen.

Ich habe und hatte viel Glück mit meinen Kolleginnen und Kollegen. Andere haben das nicht, ich weiß. Ich erlebe es im Freundeskreis und lese in den sozialen Netzwerken darüber. Es bricht mir schier das Herz, wenn ich von Mobbinggeschichten und generellem Verdruss höre. Oder, um es mit Eckart von Hirschhausen zu sagen: »Es gibt Naturtalente, die kommen irgendwohin und verbreiten gute Laune. Und es gibt Naturtalente, die verbreiten gute Laune, egal von wo sie weggehen.«

Die Bezeichnung »Sozialberuf« bedeutet noch lange nicht, dass es dort sozial zugeht. Ich habe jahrelang das Miteinander studieren können. Inzwischen schaue ich genauer hin bei denen, die allzu hold lächeln. Sie sind die Ersten, die dir das Messer in den Rücken rammen. Milde und gütig schweben sie durch Flure und Krankenzimmer. Aber Gnade dir Gott, du passt nicht in ihr

Bild oder teilst nicht ihre Meinung, bist kritisch. Dann zeigen sie ihr wahres Gesicht. Sie streuen hier ein kleines Gerücht, ziehen andere mit ins Boot und instrumentalisieren sie, unternehmen kleine Rachefeldzüge oder schreien dich unvermittelt aus nichtigem Grund an. Gerne vor Publikum. Anschließend schütteln sie sich kurz, polieren ihren Heiligenschein auf und schweben von dannen.

Huch, werden Sie überrascht sagen, liebe Leserinnen und Leser – das klingt hart. Ja. Das ist hart. Ganz genau. Aber es ist, wie es ist. Der Vorteil am Älterwerden ist ja, dass man diese kleinen Spielchen schneller durchschaut und ihnen im besten Falle aus dem Weg geht.

»Menschen ähneln sich«, sagt Miss Marple, die alte Detektivin in den Romanen von Agatha Christie. Und sie hat recht. Wenn man sehr lange irgendwo arbeitet, stellt sich heraus: So viel »Neues« kommt nicht mehr. Viele Geschichten ähneln sich. Menschen ähneln sich. Es zieht sich durch alle Arbeitsgruppen durch, mit denen man zu tun hat. Ob es die eigenen Kolleginnen und Kollegen sind, die Ärzteschaft, die Mitarbeiter der Funktionsbereiche oder die Kumpels vom Rettungsdienst. Irgendwann kannst du alle irgendwie grob einordnen und hoffst auf positive Überraschungen. Ich habe eine augenzwinkernde Typisierung der mit mir arbeitenden Menschen vorgenommen. Lesen Sie selbst.

Der Welpe

Er oder sie hat meist weiche braune Augen, meist umkränzt von flauschigen Wimpern, und einen Blick, der
so schutzbedürftig ist, dass du ihm oder ihr sofort über
das Haupthaar streicheln möchtest. »Ich kann doch
noch nichts«, seufzen seine Augen. »Ich bin doch so unschuldig!«

Ach ja, denkst du, und du sagst es auch freundlich.
»Komm her, mein Kleiner/meine Kleine, ich helfe dir.
Ich erkläre dir jetzt zum fünften Mal, welche Creme
man auf eine Brandwunde macht. Oder welche Wunden man wie nähen könnte. Ich zeige dir, wie man
einen Verband sagenhaft schön um Gelenke wickelt.
Wo ungefähr der Knochenbruch deutlich zu sehen ist
und was die Therapie sein könnte. Ich denke gerne für
zwei. Macht mir nix.«

Aber, Freunde und Freundinnen des weichen Blicks:
Irgendwann muss es auch mal klickern im Hirn. Die
meisten Sachen sind Routine. Die kann man mit der Zeit
durchaus draufhaben. In der Uni oder in der Ausbildung
habt ihr alles mitgeschrieben – warum nicht auch hier?
Nach einer gewissen Zeit nervt dieser Dackelblick. Das:
»Oh – hoppla. Ich bekomme es einfach nicht in meinen
Schädel rein.« Und der warme Blick wirkt dümmlich, da
nützt das liebste Lächeln nichts mehr.

»Aber er ist doch so süß«, seufzte mal eine Kollegin versonnen und steckte ihr Haar hoch. »Liebchen«,
sprach ich milde, »das würde mich interessieren, wenn

ich mich mit ihm auf einen Kaffee privat treffen würde. Hier ist es nicht süß, wenn er nichts auf die Reihe kriegt.«

»Na ja«, sagte sie und schaute, dass sie Land gewann. Ich Spielverderberin aber auch. So süß, wie er war!

Der Haubentaucher
Diese Gattung Kollege zeichnet sich dadurch aus, dass er sofort »abtaucht«, sobald es etwas zu tun gibt. Patienten sauber machen und alles komplett frisch machen? »Ich muss mal eben aufs Klo! Bin gleiiiiich wieder da.« Von wegen! Vor allem wenn es etwas ist, was länger dauern würde, eher unschön ist und keinerlei Bonuspunkte verspricht. Lästige, langwierige Routinearbeiten sind nicht sein oder ihr Ding. Das 25. EKG an diesem Tag? Schon wieder die Aufnahme eines internistischen Patienten mit allem Zappzarapp (ausziehen, Vitalparameter messen, EKG schreiben, Blutabnahme, Keimgewinnung und, und, und)? Dann lieber Köpfchen ins Wasser, unschuldig schauen und schnell das Weite gesucht. Woanders warten mit Sicherheit spannendere Aufgaben, die seiner oder ihrer würdig sind.

Das Askhole
Diese Gattung zeichnet sich dadurch aus, dass er oder sie jedem zum aktuellen Fall Löcher in den Bauch fragt, um dann was ganz anderes zu machen. »Was meinst du denn: Welche Salbe sollte ich dadrauf ma-

chen?« Man denkt nach, gibt Antwort, aber da ist er schon beim nächsten. Holt sozusagen eine repräsentative Umfrage ein. Der Begriff setzt sich zusammen aus Ask und Asshole. Absolut nervtötend. Denn bald fragt man sich: War er oder sie schon beim Reinigungsdienst? Beim Pförtner, um die drängenden Fragen mit denen zu besprechen? Er oder sie fragt offensichtlich ausschließlich um des Fragens willen. Nicht, um eine Antwort zu bekommen und dann nach bestem Wissen und Gewissen zu handeln. Die interessiert ihn oder sie offenbar nur wenig. Wenn sie also um die Ecke biegen mit einem »Was würdest du denn da machen?«, empfiehlt sich zweierlei: Die Ignoranz – Achselzucken und Weitergehen. Das ist aber recht unhöflich. Die andere Variante stand auf meinen Fischer-Taschenbüchern von Enid Blyton: »Hilf dem Kind, es selbst zu tun.« Also danebenstehen, Fragen stellen und bloß nicht auf die Idee kommen, dem oder der anderen das Denken abzunehmen.

Die Heißdüse

Kommt oft vor bei allen Anfängern. Ob neue Mitarbeiter des Rettungsdienstes, Assistenzärzte oder Pflegepraktikanten – bei allen findest du sie. Neu, frisch und bis in die Haarspitzen motiviert, stehen diese Menschen in der Tür mit dem Duktus: »Wo kann ich reanimieren? Warum spritzen hier so wenig Blut und Hirn? Lasst mich durch! Ach so – nur eine dekompensierte Herzinsuffizienz? Routinekram? Ach. Das ist aber langweilig. Ich geh dann mal weiter.«

Am liebsten würdest du hinterherrennen, ihn oder sie am Schlafittchen packen und zurück zur Arbeit zerren. Aber er oder sie ist schon längst über alle Berge. Und du stehst bei deinem Patienten oder Angehörigen und überlegst dir immer neue Ausreden, warum es gerade ein bisschen länger dauert. Denn wenn die Heißdüse auch gerne »richtige Dinge« machen möchte, macht sie um Routine und Unspannendes einen großen Bogen. Das langweilt sie geradezu und ist eine Beleidigung der Intelligenz. »Das könnt ihr doch machen!«

Die Praktikanten-Heißdüse findest du gleich gar nicht mehr. Sie ist auf der Suche nach Spektakulärem mit jemand anderem abgezogen, der noch nie Gesehenes versprach. Das kann dauern. Aber das soll mir recht sein. Dann stehen sie mir zumindest nicht im Wege.

Der Schaumschläger

Klappern gehört zu seinem Handwerk! So war es schon immer, und so wird es immer sein. Für den Schaumschläger ist es wichtig, jedem – und ich meine wirklich jedem – mitzuteilen, wie viel man schon gemacht hat (»Puh – was für ein Stress!«), was man alles kann (ALLES!) und überhaupt: Er (selten sie) ist der/die Herrlichste von allen. Hoher Stern der Herrlichkeit. Tatsächlich sind es in diesem Fall eher die Männer, die so agieren. Mansplaining de luxe – hier kann man täglich was lernen. Da kannst du hundertmal recht haben – sie wissen es besser. Und liefern dir gleich zwanzig Gründe mit, warum das so ist.

»Eine Schulter wieder in das Gelenk zurück reponieren? Das mach ich wie MacGyver. Gebt mir Zahnstocher und Kaugummi und lasst in der Ferne ein Eichhörnchen weinen.«

Zwanzig Minuten später: »Ruft doch mal den Oberarzt an. Das hier ist ein solch spezialgelagerter Sonderfall, das bekommt nur er oder Gott hin. Tschüss!«

Und ward nie mehr gesehen.

Das Durchhaltevermögen lässt bei diesem Typus Mensch nach einer gewissen, meist kurzen, Zeit nach. Möglicherweise ist dieser Typ durch die hohe Schule des Privatfernsehens gegangen und muss nach zwanzig Minuten eine Werbe- oder Pinkelpause einlegen. Und kratzt du ein bisschen am Hochglanzlack – siehe da: ein Mensch! Aber ein Mensch, der sich sensationell verkaufen kann und das auch eifrig tut.

Der Beißer

Ich bin der Arzt! Ich frage nicht! Nie! Ich habe studiert! Du bist (nur) die Schwester! Wo kämen wir da hin, wenn irgendjemand wüsste, dass ich keine Ahnung habe? Und wo kämen wir hin, wenn ich irgendjemanden deswegen fragen würde? Das macht man nicht. Wenn du Hilfe anbietest oder Vorschläge machst, wirst du durch einen Blick sofort getötet. Das ist unter meiner Würde!

Und immer wenn du um die Ecke schaust, siehst du den armen Tropf, wie er am Bleistift nagt, Fachbücher durchblättert oder – wenn alle Stricke reißen – leise mit Kollegen seines Vertrauens telefoniert. Schwäche? Niemals! Er könnte einem fast leidtun. Aber nur fast. Denn das muss nicht sein. Oftmals versteckt sich hinter der Arroganz eben nichts weiter als Unsicherheit, leider gepaart mit menschlicher Dummheit. Und es könnte so schnell gehen, wenn man zusammenarbeiten und von der Expertise des anderen profitieren würde. Aber gut. Dann halt nicht. Mein Wissen kann ich teilen, aber ich muss es nicht tun. Wenn da nur nicht der Patient wäre, der beginnt, mir leidzutun. Denn durch dieses Verhalten geht viel Zeit drauf. Zeit, die der Patient besser im warmen Bett verbringen könnte als auf der harten Notaufnahmeliege. Zeit, in der Therapien schon anfangen könnten, wenn … Ja, wenn.

Der Reparateur

Patienten? Um Himmels willen! Solange Menschen noch sprechen und nicht narkotisiert auf dem OP-Tisch liegen, sind sie völlig inakzeptabel!

Manchmal fragst du dich schon, wie man im Gesundheitswesen arbeiten kann, ohne Menschen zu mögen. Ja – auch in einem der »heiligsten« Berufe der Welt gibt es Menschen, die mit ihren Mitmenschen so gar nichts anfangen können. Fragen beantworten? Am Ende noch einfältige oder banale? Himmelherrgott noch mal! Können die nicht mal alle ihre Klappe halten? Ich bin doch nicht so weit in meiner Laufbahn gekommen, um mich mit Dumpfbacken zu unterhalten!

Sie sind Ärzte geworden, weil sie gut »reparieren« können. Und das können sie wirklich. Wahrscheinlich wären sie auch gute Kfz-Mechaniker oder Techniker geworden. Aber da fehlt halt der hohe gesellschaftliche Status, den man nicht missen möchte. Und da macht man sich die Hände immer so schmutzig. Im Krankenhaus trägt man wenigstens Handschuhe. Sosehr man ihnen am liebsten aus dem Weg gehen möchte: Sowie die Patienten (in der Narkose) keinen Mucks mehr machen, sind sie wirkliche Helden auf ihrem Gebiet. Reparieren können sie. Sozial sein können sie nicht. Man kann nicht alles im Leben haben.

Der Vollpfosten

Sie kommen selten vor, aber sollten Sie einem begegnen, nehmen Sie Ihre Beine in die Hand und rennen Sie!

Unhöflich, Dummquatscher und Nichtskönner – aber La Paloma pfeifen. Gott sei Dank erkennt man das relativ schnell. Und dann schnell weg.

Die Arbeitsbiene

Sie kommt, um zu arbeiten. Es gibt viel zu tun. Kaffee trinkt sie ausschließlich in ihrer Pause, und wenn du sie für einen Kaffee zwischendurch wegschicken möchtest, fragt sie jeden erst einmal, ob es okay wäre, wenn sie kurz – aber auch wirklich nur kurz! – mal Kaffee trinken ginge. Sie arbeitet, als hätte sie einen Druckkessel in sich, in den permanent Kohle nachgeschippt wird. Ordnung und Sauberkeit sind ihr wichtig. Auch bei anderen. Schwächen kennt sie nicht. Vergessen tut sie auch nie etwas. Wenn es hart auf hart kommt und sie hin und wieder Kopf- oder Rückenschmerzen hat, nimmt sie eine halbe Tablette, und dann »wird es gleich schon wieder besser«. Ohne sie würde mancher Laden zusammenbrechen. Und sie sind mir immer wieder ein Rätsel.

Der Einzelkämpfer
»Brauchst du Hilfe?«

»Nein!«

Einzelkämpfer machen ihren Kram alleine. Es muss schon was Besonderes sein, wenn sie jemanden zur Hilfe holen. Sie lassen sich nicht gerne in ihrer Arbeit herumfummeln, denn »wenn ich es selbst mache, weiß ich wenigstens, dass es gut gemacht ist«! Der Einzelkämpfer ist das genaue Gegenteil des folgenden Kandidaten ...

Der »Kann ich dir noch was helfen«-Typ
Sie scharwenzeln immer um dich herum und wischeln mal da und räumen hier mal was weg, nach dem du gerade greifen wolltest. Aber da gehört es eben nicht hin, »da hab ich es schnell weggeräumt«. Hilfsbereit und immer auf dem Sprung, gehen sie einem innerhalb

kürzester Zeit auf den Nerv. Aber sie sind so freundlich und nett und gütig und barmherzig und geduldig, dass du dich schon fast nicht traust, sie wegzubeißen. Aber nur fast. Denn du entkommst ihnen nie, wenn sie da sind. Nie!

Der Praktikant

Gefühlt kommt jede Woche ein neuer oder eine neue. An und mit ihnen kann man gesellschaftliche Studien betreiben. Höflichkeit oder die Grundlagen in Sachen Umgangsformen sind nicht jedem gegeben. So war es auch bei unserem neuen Praktikanten. Daher war unsere Ausgangslage bisher mehr so nonverbal. Ich beobachtete ihn seit drei Tagen und kannte seinen Namen immer noch nicht, weil er sich noch nicht einmal vorgestellt hatte. Über die Jahre bin ich da wirklich empfindlich geworden. Ein »Guten Tag, ich bin …«, ein »Bitte« und »Danke« sind Basics, die man im Alltags- und Arbeitsleben draufhaben muss. So einfach ist das.

Eine Kollegin sagte mal: »Aber die armen Kleinen! Vielleicht sind sie auch so nervös, dass sie sich nicht trauen, dich anzusprechen! Hast du das schon mal bedacht? Und dann die ganzen neuen Leute, die sie jeden Tag sehen. Vielleicht kommt man da auch durcheinander und weiß nicht mehr, wem man sich vorgestellt hat und wem nicht!«

Mag alles sein. Aber es gibt eben auch genügend Gegenbeispiele, die dieses Argument aushebeln. Generell gilt: Grundregeln der sozialen Kommunikation sind nett und hilfreich. Ansonsten bleibt all mein superschlaues Wissen eben bei mir. Dann gibt es keinen Erklärbären.

Der Namenlose grämte und langweilte sich ein bisschen. Das hatte er sich anders vorgestellt, das Leben in einer Notaufnahme. Mehr so *Emergency Room*. Mit Titelmelodie im Hintergrund.

»Ach – wie unendlich schade«, bedauerte er. Er würde sich »gequetschte Hirne« wünschen. Dabei verhedderte er sich in den Kabeln des EKGs und legte die Blutdruckmanschette falsch herum an. Oben war unten – hinten war vorne. Ich wusste bisher nicht, was man da alles falsch machen konnte.

»Schätzelein«, sagte meine Kollegin gütig, »meinst du nicht, dass du, bevor wir zum gequetschten Hirn kommen, erst einmal ein paar Basics draufhaben solltest?«, und half ihm, die zwölf Kabel zu entwirren.

»Ach. Immer nur EKGs schreiben und Blutdruck messen ist halt irgendwann langweilig!«

»Wie lange machst du den Job jetzt?«

»Ich habe den dritten Tag heute!«

»Ah – ja! Na dann.«

Ich bot ihm an, 375 Binden in den Raum zu werfen, damit er etwas gegen die Langeweile zu tun hätte. Oder um die Wartezeit zu überbrücken, bis die gequetschten Hirne kämen. Meine Aufgabe, als ich seinerzeit anfing, war es zum Beispiel gewesen, Waschschüsseln zu schrubben, Betten zu beziehen und fromm zu schauen.

»Früher!«, schnaubte er leicht verächtlich.

Früher hätte mir meine Stationsschwester bei lebendigem Leib den Kopf abgerissen für derartige Antworten. Ich bedauerte in diesem Augenblick sehr, dass »früher« schon vorbei war.

Ach, es ist eben ein Elend. Da möchtest du mal eben die Welt retten, und dann passiert: nix. Und immer verdüddelst du die EKG-Kabel und musst Blutdruck messen und Patienten zum Röntgen schieben, und weit und breit stirbt keiner, den du dann heldenhaft reanimieren könntest. Noch nicht einmal ansatzweise.

Der Buddy

Er erkennt, was du brauchst, scherzt mit dir, macht das Arbeitsleben locker, leicht und luftig. Mit ihnen arbeitest du so gerne, weil alles Hand in Hand geht. Man versteht sich ohne viele Worte, weiß, wie der andere seinen Kaffee trinkt, und bereitet ihn vor Schichtbeginn schon mal zu. Es ist ein Traum. In allen Widrigkeiten des täglichen Arbeitslebens hast du jemanden an deiner Seite, der dich glücklich macht. Mit dem du gemeinsam lachen kannst und auf einer Welle der Sympathie und Lustigkeit durch den Tag und die Schicht reitest. Und ich danke Gott auf den Knien, dass sie die Mehrzahl derjenigen waren, mit denen ich all die Jahre zusammengearbeitet habe.

Die Reinigungsperle

Viele Menschen wachsen einem im Lauf der Jahre ans Herz. Immer sind sie da: zum Beispiel unsere Reinigungskraft, die ein strenges Regiment in der Notaufnahme führt. Einmal mit den »Patschhänden« die Edelstahltüren angefasst, riecht sie es noch fünf Zimmer weiter, und dann: Kopf ab! Wir ertragen ihre Schimpftiraden mit Gelassenheit und dem nötigen Respekt sowie größtmöglicher Zerknirschung. Denn wir alle wissen: Sie hat ein Herz aus Gold und nimmt uns enorm viel Arbeit ab. Ganz heimlich. Ohne dass es groß einer mitbekommt, sind wie von Zauberhand Schränke aufgefüllt, weist sie uns auf den Zustand von Patienten in anderen Zimmern hin und behält den Überblick. Da ist es nur gerecht, wenn man in ihre Arbeit nicht hineinpfuscht oder sie zunichtemacht. Wer das eine liebt, muss das andere mögen.

Und manchmal kramt sie in ihrem Schrank herum, fummelt ein Päckchen Gummibärchen hervor und wirft es einem hin. »Da! Für dich!« Es ist mehr so der herbe Charme, den sie verströmt. Ich habe sie ganz tief in mein Herz geschlossen. Denn, liebe Leserinnen und Leser: Das ist für mich wahre Liebe – rau und zärtlich zugleich, grummelig, aber mit viel Güte.

Die Pfortenperle

Eine ganze Zeit lang war die Pforte in der Nacht unsere Zuflucht. Es war zu der Zeit, als es nachts deutlich ruhiger war als heutzutage. Telefone wurden zusammengeschaltet, ein chirurgisches Arbeitstischchen, auf dem sonst »Nadel und Faden« gerichtet wurden, bekam ein Bettlaken übergeworfen und diente als Brotzeittisch. Und dann ab ins Pförtnerkabuff. Mit drei Leuten war es maximal kuschelig auf sechs Quadratmetern. Man kam sich nicht nur räumlich, sondern auch emotional näher. Manchmal brachte er »ein gutes Tröpfchen« mit, das wir uns in homöopathischen Dosen einverleibten. Es gab »Hausmacherwurst« und Bauernbrot sowie die Schmausereien, die wir selbst mitgebracht hatten. »Fettlebe« im Klinikalltag. Müßig zu erwähnen, dass diese Zeiten mittlerweile vorbei sind. Auch wenn jeder Krankenhausökonom bei diesen Schilderungen Schnappatmung bekommt wegen »veränderter« Zeit: Das ist Corporate Identity vom Feinsten.

Da saßen wir also auf engstem Raum zusammen, plauderten über das Leben und die Klinik, lästerten ein bisschen oder rückten manche Vorurteile zurecht: »Wirklich? Den findest du blöd? Also ich habe da ganz andere Erfahrungen gemacht mit dem!« Liebeskummer wurde besprochen, Taktiken, wie man zu einem Mann kommt. Es gab Unterrichtsstunden im heimischen Dialekt und vieles mehr. Dann wurden die Türen geschlossen, die Fenster aufgerissen und der verbotene Aschenbecher hervorgekramt.

Damals war es noch nicht verboten, in geschlossenen Räumen zu quarzen, bis die Lunge pfiff. Wir hätten auch alle vor die Tür gehen können. Aber das war früher nicht üblich und überhaupt: »Ihr habt so einen schweren Job, ihr braucht es warm und behaglich!«, argumentierte der Pförtner.

Nach Speis, Trank, Zigarette und einer Plauderei ging jeder frohgemut und gestärkt an Leib und Seele wieder seiner Arbeit nach.

Laber Rhabarber

Mit all diesen Menschen unterhält man sich den ganzen Tag. Man plaudert, schäkert und streitet sich. Man nervt sich und versöhnt sich. Das gehört alles dazu und ist auch absolut okay. Woran ich mich nie gewöhnen konnte, ist das Gelaber.

Stellen Sie sich folgendes Telefonat mit einem »Laber-Arzt« vor:

»Wann kommst du? Hier sind mittlerweile sieben Patienten, die auf dich warten!«

»Meine liebe Notaufnahmeschwester – wie stellst du dir das vor? Ich bin gerade auf Station und muss noch drei Zugänge legen, die Krankenpflegeschülerin angraben, die Betten abschütteln, Blut abnehmen, Kurvenvisite machen, ein Telefonat mit dem Oberarzt abwarten, Röntgenbilder kontrollieren, mir das Näschen putzen und meine Schnürsenkel binden. Es ist nicht so, dass ich hier Däumchen drehe! Dann müssen die Patienten eben warten. So ist das eben in einer Notaufnahme. Außerdem habe ich Bereitschaftsdienst. Gegessen habe ich auch noch nichts. Ich weiß gar nicht, wann ich das mal machen kann. Vielleicht rufst du mal meinen Kollegen an. Soviel ich weiß, ist der mit seiner Visite / Näschen putzen / Blut abnehmen / Pflegepersonal erschrecken / Pipi machen schon fertig. Ich kann mich schließlich nicht zerreißen. Ich habe auch nur einen Kopf und zwei Hände. Hätte ich mehr, würde ich beim Zirkus arbeiten. (Hemmungsloses Gelächter.) Ich komm dann schon noch.«

Ein anderes Telefonat mit einer Kollegin auf Station, die einen Patienten nach der Notfallversorgung abholen soll.

»Hier ist die Notaufnahmeschwester. Euer Patient möchte gerne auf Station und in sein Bett. Wann kommt ihr ihn abholen?«

»Meine liebe Notaufnahmeschwester – wie stellst du dir das vor? Wir haben noch Übergabe. Und dann müssen wir waschen, pflegen, hegen und rennen, Essen austeilen, Thrombosestrümpfe an- und ausziehen, Blutdruck messen und Kurven ausarbeiten. Wir können nicht kommen. Das geht jetzt gar nicht. Wir sind total überlastet. Wir schaffen das jetzt unmöglich. Und ob der Rettungsdienst bei euch Schlange steht, interessiert mich jetzt auch nicht, weil ich nicht kommen kann wegen Übergabe. Und dann müssen wir waschen, pflegen, hegen und rennen, Essen austeilen, Thrombosestrümpfe an- und ausziehen, Blutdruck messen und Kurven ausarbeiten. Ich weiß überhaupt nicht, wo mir der Kopf steht, und jetzt rufst du noch an und willst auch noch was von mir. Ich habe auch nur einen Kopf und zwei Hände sowie zwei Beine. Hätte ich mehr, würde ich beim Zirkus arbeiten.«

Sagen wir mal so: Ein einfaches »Ich komme« hätte genügt.

Aber nein: Es wird gesprochen und gelabert, geredet und gestöhnt, vertröstet und beschimpft. In der Zeit, die sich manche für diese ausführliche Darstellung/ Erklärung/Notbeschreibung nehmen, hätten sie fünfmal Übergabe machen, Blut abnehmen, Thrombosestrümpfe an- und wieder ausziehen, den Flur streichen und Blutdruck messen, Kurvenvisite ausarbeiten und den Oberarzt nach Hause begleiten können und noch die Pflegekraft flachlegen. Oder eben den Patienten zügig behandeln und/oder den betagten Patienten abholen können.

Beschwerdemanagement

In Kliniken arbeiten alle unter Hochdruck und Stress. Das hat sich mittlerweile auch bis in den letzten Winkel herumgesprochen. Es fehlt schlicht und ergreifend an Personal. Dieser Stress muss sich natürlich seine Bahn suchen. Die Kollegen gehen sich gegenseitig an, und die

Patienten funken auch noch dazwischen. Und irgendwann schreibt jeder munter Beschwerden – manche zu Recht, andere sind so albern, dass man sich »mit allen zehn Fingern an den Kopf greifen muss«, wie meine Oma Emilie, Gott hab sie selig, immer sagte. Letztlich ist es immer nur Makulatur und trifft das Grundproblem, das des Personalmangels und der Gewinnmaximierung in der Medizin, in keiner Weise.

Dabei fällt eines auf: Es gibt Beschwerdeformulare *über* das Personal, aber nicht *für* das Personal. Jeder, der in einer Klinik Patient ist, kann gemütlich seinen Bleistift spitzen und ordentlich vom Leder ziehen. Dem Personal ist das nicht vergönnt. Und das, obwohl ich selbst gerne mal genauso auf den Pudding hauen würde.

Es kommt vor, dass mich der Chef ins Büro holt und mir eine dieser unsäglichen Beschwerden unter die Nase hält. Und das ist noch nicht das Ende der Fahnenstange des Beschwerdewahnsinns. Die Beschwerdeschrift hat er per Hauspost vom Beauftragten des Qualitätsmanagements gebracht bekommen, das seit ein paar Jahren extra für so etwas existiert. Der oder die arme Beauftragte sitzt den ganzen Tag im Kämmerlein und muss Briefe aus der Hölle lesen:

Die Schwester hat meinem Vater kein Wasser hingestellt, obwohl wir sie mehrfach darum gebeten hatten.
Der Obstsalat enthielt nur Äpfel und Trauben, keine Bananen.

*Das WLAN funktioniert nicht richtig. Und das Wasser in
der Dusche war sehr lange kalt.*
*Ich musste drei Stunden mit meinen Schmerzen im
Sprunggelenk warten. Dabei wurde ein Rettungsdienst
nach dem anderen vorgezogen. Das nächste Mal hole ich
auch einen. Das scheint viel schneller zu gehen.*
*Mein Vater wurde nackt über den kalten und zugigen
Hof zum Röntgen gefahren und holte sich dabei einen
Schnupfen!*

Müßig zu erwähnen, dass wir gar keinen kalten und
zugigen Hof haben, geschweige denn nackt Patienten
über selbigen fahren.

Das ist hier nur eine kleine Auswahl an Beschwerden,
die ich so las.

Die Mühle ist angelaufen, und jeder muss sich mit-
drehen. Der QM-Beauftragte schickt die Nachricht los,
der Chef prüft, der Mitarbeiter wird befragt: »Wie,
keine Banane im Obstsalat? Wie konnte das passieren?«

Es wird eine Stellungnahme geschrieben, an den QM-
Beauftragten geschickt, der dann eine wunderbare, geschmeidige Rückmeldung gibt:

Sehr geehrte Damen und Herren,
*Ihr Anliegen und Ihre Kritik sind uns sehr wichtig. Vielen
Dank dafür. Sie helfen uns damit, immer ein bisschen
besser zu werden!*

Zwischen den Zeilen steht: Schaut her, wir haben Sie und Ihr Leid wahrgenommen, alles uns Mögliche unternommen, den Mitarbeiter zusammengefaltet und werden Abhilfe schaffen. Buß und Reu von allen Seiten.

Kurze notaufnahmeschwesterliche Abschweifung: Natürlich ist es wichtig, dass es solche Stellen gibt. Manches ist ja auch wirklich im Argen, und ohne solche Rückmeldungen würde sich vielleicht nie was ändern. Das Blöde ist nur, dass man immer in der Rechtfertigungsschleife ist. Man hat die Bringschuld und muss sich die Finger wund schreiben. Ich weiß nicht, ob ein QM-Mitarbeiter sagt: Freunde der gepflegten Beschwerdeschreibkunst – habt ihr euch schon mal überlegt, warum etwas so und so passiert ist?

Ich wiederum packe in letzter Zeit immer öfter meinen imaginären Laptop aus und tippe ebenfalls Beschwerden über Patienten:

Frau XY hat mich eine »blöde Schlampe« genannt.
Nachdem wir dem Patienten seine vollgebrochene Kleidung ausgezogen, ihn von seinen Fäkalien gründlich befreit und uns über eine Stunde theatralisches Gestöhne angehört hatten, sagte der Patient zu uns: »Das nächste Mal hau ich euch ordentlich aufs Maul!«
Der Patient wurde ausfällig, weil ich ihm seiner Meinung nach nicht vorsichtig genug ein winziges Pflaster vom Finger abknibbelte.

Ich bezweifle allerdings, dass ein QM-Beauftragter meine Zettel diesen Vollpfosten vor die Nase halten würde, um eine Stellungnahme in schriftlicher Form zu verlangen. Ich bezweifle es stark.

Wie viel schöner wäre es, wenn wir uns stattdessen zwischendurch auch immer mal nette Briefe schreiben würden, im CC die Geschäftsleitung, Pflegedienstleitung oder wer auch immer?

Die Zusammenarbeit an dem Tag, an dem wegen Glatteises hundert Prozent mehr Verletzte als sonst kamen, war erstklassig. Ich möchte dem gesamten Team dafür danken. Die Urlaubsplanung verlief so reibungslos wie noch nie. Es gab weder Dopplungen noch Verletzte, die sich um Urlaubstage kloppten. Liebe Pflegedienstleitung, Sie können stolz auf Ihre Leute sein!

Oder stellen Sie sich vor, wenn Dankesschreiben in den Fluren vor der Notaufnahme aufgehängt werden würden. Ganz öffentlich würde man von Dankbarkeit und über das nette Team lesen, das einen versorgt hat. Verrückte Idee, nicht wahr?

Dem allgemeinen Stress ist es auch geschuldet, dass es innerhalb eines Teams immer mal wieder zu Nörgeleien und Streitigkeiten kommen kann. Und manche sind halt auch einfach blöd. Da beißt die Maus keinen Faden ab. Da muss man auch nicht lang rumreden. »Du kannst halt mit einer Kuh nicht Französisch reden«, pflegte eine ehemalige Kollegin immer zu sagen. »Sie wird dir zuhören, dich aber nicht verstehen. Also spar dir deinen Sauerstoff!«

Je mehr Menschen zusammenarbeiten, desto mehr Möglichkeiten sind vorhanden, sich ausgiebig misszuverstehen und gerne auch offiziell zu dissen. Und ja – auch Kollegen und Kolleginnen, mit denen man schon lange zusammenarbeitet, hauen einen in die Pfanne. Vorneherum die Freundlichkeit in Person, und hintenherum wird hergezogen, dass es nur so kracht. Gerne auch in Form von Beschwerdezetteln. Meistens handelt es sich dabei um Pillepalle. Die wichtigen Sachen werden anders abgehandelt.

XY hat dieses und jenes nicht erledigt, obwohl es so ausgemacht war.
XY hat schon wieder angerufen und um dieses und jenes gebeten, obwohl es anders abgesprochen war.

Langweile ich Sie schon, liebe Leserinnen und Leser? Genauso geht und ging es mir auch immer. Zusätzlich zur emotionalen Vergrätzung.

Wahrscheinlich ist das überall so, wo viele Menschen zusammenarbeiten. Da kommen die unterschiedlichsten Charaktere zusammen, und man muss mit jemandem zusammenarbeiten, um den man möglicherweise im wahren Leben einen riesigen Bogen machen würde. Die ganz Ordentlichen arbeiten hier mit den Chaotischen und müssen schauen, wie sie einen Weg zusammenfinden. Der Widerborstige mit dem Obrigkeitshörigen ebenso wie der Superfleißige mit dem gechillten, faulen Hund.

Klar kommt es da zu Reibereien. Ich bin da immer für eine sofortige Klärung der Angelegenheit im persönlichen Gespräch. Ein kleiner Anruf, und schon ist alles in Butter. Aber viele sehen es so: Warum persönlich, wenn's auch anders geht? Lieber werden Beschwerden formuliert. Hochoffizielle. Die gehen dann über die Stationsleitung zur Pflegedienstdirektion und kommen zu dir zurück. So hat jeder was davon, und alle sind beschäftigt. Dass dieses Prozedere kostbare Arbeitszeit raubt, die man hätte besser nutzen können, sei nur einmal am Rande erwähnt.

Das Ringen »ums Prinzip« hat Folgeerscheinungen: Man ärgert sich (also ich), es macht eine miese Stimmung, und darüber hinaus fördert es etwas, das ich persönlich gar nicht will – man ist ruckizucki wieder im Kindergarten. »Wenn du mir dein Schippchen auf den Kopf haust, hau ich dir meines auch auf den Kopf.«

Es ist schwierig, bei diesen Beschwerden / Kindergartenspielchen nicht mitzumachen. Ich habe mich im Geiste dabei ertappt, wie ich einen Beschwerdebrief nach dem anderen schrieb. Was die können, kann ich auch. Wenn die meinen – bitte. Und dann glüht der Kuli. Ich schreibe so viele Briefe, dass alle beschäftigt sind und keiner mich mehr mit solchem Kram belästigen kann. Melden und meckern schafft Arbeitszeit. Mache ich natürlich nicht. Ich glaube ja immer noch, dass man tatsächlich miteinander reden kann.

Deeskalation

Die Strategie der Deeskalation funktioniert in alle Richtungen. Für Kollegen und Patienten. Zum Schluss scheiden alle meistens versöhnlich voneinander, keiner geht dem anderen an die Kehle, und alles ist fein. Hier ein Beispiel.

Eine Mutter, deren 17-jährige Tochter ich vor einer halben Stunde untersucht hatte, sagte zu mir: »Notaufnahmeschwester – kann ich Sie einen kurzen Augenblick sprechen?«

Sätze, die so beginnen, versprechen spannend zu werden.

Sie fuhr fort: »Ich muss Ihnen sagen, dass das wirklich sehr unschön war!«

»Was genau?«

»Wie Sie meine Tochter ausgefragt haben. Das ist ein junges Mädchen. Sie spricht nicht so gern vor anderen von ihren Erkrankungen. Das müssen Sie doch wissen!«

Nun. Den Eindruck hatte ich nicht gehabt. Bereitwillig erzählte die junge Frau – wortreich unterstützt von der Mutti – von ihren wochenlang anhaltenden Schmerzen im Handgelenk. Es sei total schlimm und der Termin beim Facharzt erst in drei Wochen. Drei Wochen! Kann man sich das vorstellen? Diese Schmerzen müssen doch unbedingt früher abgeklärt werden. Ein Schmerzmittel kann man ja auch nicht immerzu nehmen. Sie, die Mutter, hätte kein gutes Gefühl gehabt, als sie vor zwei Wochen der Tochter eine Tablette gab. Umschläge findet Mutti unnötig. »Was soll das schon helfen?« Homöopathische Notfalltropfen hatte sie hingegen schon gegeben.

Im Warteraum saßen zu diesem Zeitpunkt zwei betagte Damen. Ich atmete durch.

Es hätte so vieles gegeben, was ich hätte erwidern können. Ich entschied mich dagegen.

»Sie haben recht!«

»Wie jetzt?«

»Sie haben recht. Ich hätte sie nicht vor allen befragen sollen.«

»Äh. Okay!«

Damit hatte sie nun anscheinend nicht gerechnet. Offensichtlich war sie innerlich bereit für ein Streitgespräch mit der »Bitch« der Notaufnahme. Kampfbereit, die Rechte des erkrankten Töchterleins zu wahren. Und nun das. Luft raus. Der Kampf wurde quasi noch vor der ersten Runde abgeblasen.

»Ich wollte es nur einmal zu bedenken geben. Ich wollte Sie nicht angreifen. Ich hab's nur gut gemeint!«

»Aber natürlich. Ich danke Ihnen für den Hinweis. Das vergisst man zwischendrin immer mal ein bisschen.«

»Ich wollte Sie wirklich nicht angreifen!«

»Auf keinen Fall. Das haben Sie nicht.«

Mutti war irgendwie völlig überrumpelt. Wo sie doch scheinbar innerlich das Schwert schon gezogen und den Kuli für den Beschwerdezettel schon gezückt hatte für den guten Kampf zum Wohle der Tochter. Und nun das.

Sie hatte ja auch recht. Ich hätte dies und jenes anders machen können. Meine Gründe kann Mutti nicht verstehen, und auch nicht, wie wir »Notfälle« einschätzen. Es ist manchmal der richtige Weg, einen Schritt zurückzugehen und zu sagen: Ja. War blöd. Danke für den Hinweis. Mal ein bisschen in den Schuhen des anderen herumschlurfen.

Eine Notaufnahme lebt mitunter von der Deeskalation. Die Zahl der Kliniken, die mit Sicherheitspersonal ihr eigenes Personal schützen, steigt. Überall und allenthalben kann, muss und sollte man eingreifen, damit es nicht zum Äußersten kommt. Aber manchmal reicht es, einfach zu sagen: Okay. Ich habe deine Sicht und deine Sorge verstanden.

Wir schieden – nach fünfmaligem Beteuern, dass es keinesfalls böse gemeint war, sondern nur als freundlicher Hinweis – als best friends forever. Die Tochter verabschiedete ich mit einem hübschen Verband um den Arm und dem Rat, mal Schmerztabletten zu nehmen und nicht so viel zu »daddeln«, damit die Sehnenscheidenentzündung bald besser werden möge.

Ausgänge aus der Notaufnahme

Wenn alles gut geht, gehen die Patienten – also auch Sie, liebe Leserinnen und Leser – nach einem Aufenthalt in der Notaufnahme wieder nach Hause. Mit Pflaster oder Gips, Gehstöcken oder einfach auch nur der Beruhigung, dass nichts Ernsthaftes ist. So ist es Ihnen bestimmt am liebsten und uns auch.

Eine andere Möglichkeit, die Notaufnahme zu verlassen, ist der Weg auf eine Station. Sie bleiben im Krankenhaus, um hoffentlich schnell wieder gesund zu werden. Dafür an dieser Stelle alles Gute, falls Sie dieses Buch gerade im Krankenhaus lesen.

Und dann passiert es aber auch, dass Patienten noch in der Notaufnahme versterben. Das geschieht Gott sei Dank nicht allzu häufig. Es ist uns sehr daran gelegen, dass unsere Patienten überleben. Aber manchmal versagt auch die beste ärztliche und pflegerische Kunst, und man kann nicht mehr helfen.

Sterben in der Notaufnahme

Eine junge Frau in den Anfängen meiner Notaufnahmezeit werde ich nie vergessen. Sie kam als Opfer eines Verkehrsunfalls an. Äußerlich hatte sie keine Verletzung. Kein Blut klebte an ihr. Nichts sah irgendwie »komisch« aus. Das lange blonde Haar quoll über den Rand der Liege. Sie war noch am Unfallort intubiert worden und kam beatmet bei uns an. Wie ein blondes Schneewittchen lag sie vor uns. Und ich sehe und höre noch heute den Oberarzt, der nach allen Untersuchungen – Röntgen, CT und Ultraschall – erschüttert seine Handschuhe auszog und leise sagte: »Das ist nicht mit dem Leben zu vereinbaren!« Sie hatte sich das Genick gebrochen. Nur die Maschinen hielten sie noch am Leben. Dann ging er hinaus, um mit den Angehörigen zu sprechen.

Diese Tage sind schwer. Sehr schwer. Denn wir trauern auch. Uns selbst, den Meistern der reichhaltigen Scherze, kommt an diesen Tagen kein einziger Witz über die Lippen.

Andere, die kommen, sind mitunter oft schon mit einem Bein in der Ewigkeit. Auch wenn die Medizin enorme Fortschritte gemacht hat und macht: Das Sterben ist bisher noch nicht überwunden worden.

Die Zahl der Alten, der Multimorbiden, also derjenigen mit mannigfaltigen, schweren Erkrankungen, nimmt beständig zu. Moderne Medizin bedeutet auch, dass das natürliche Sterben zunächst einmal hinausgeschoben wird. Nach vielen Jahren in der Pflege möchte ich behaupten: nicht immer zum Nutzen der Patienten.

Von daher, liebe Leserinnen und Leser – machen Sie sich vertraut mit dem Tod und dem Sterben. Überlegen Sie sich gemeinsam mit Ihrer Familie, Ihrem Hausarzt oder einer Beratungsstelle, was unternommen werden soll im Falle eines Falles und was nicht. Denken Sie darüber bitte nach, wenn Sie es noch können. Wenn Sie es nicht mehr können, wird für Sie entschieden werden. Und ob das in Ihrem Sinne gewesen wäre, ist dann nicht mehr von Belang.

Es vergeht kaum ein Dienst, in dem nicht ein seit Langem krachkranker, sterbender Mensch in die Notaufnahme gebracht wird. Hohes Fieber, schlechte Atmung, langjährige und gravierende Vorerkrankungen, Wundgeschwüre – die Liste lässt sich nach Belieben fortsetzen. Die gute Versorgung der Menschen lässt sie – als Kehrseite der Medaille – auch länger leiden.

Bei einem solchen Patienten mit knapp 40 Grad Fieber, Morbus Parkinson, fortgeschrittener Demenz sowie einer fulminanten Lungenentzündung war die Ehefrau mit dabei. Er hatte eine Ernährungssonde sowie einen Blasendauerkatheter. Vieles hatte man unternommen, um ihn »zu heilen«. Es roch typisch nach einer ausgeprägten Harnwegsinfektion. Die Gattin pflegte ihn zu Hause. Bestimmt sehr liebevoll – das merkte man daran, wie sie mit ihm sprach.

»Wie soll es weitergehen?«, fragte der Arzt. »Haben Sie das früher einmal besprochen?«

»Nein. Darüber haben wir nie geredet!«

Über das Sterben und den Tod, der uns alle betreffen wird, wird kaum geredet. Auch nicht über die Frage: Wie wollen wir sterben? Drei Viertel der Menschen sterben in einem Krankenhaus oder Heim, nur etwa zwanzig Prozent zu Hause. Wenn man solche Statistiken liest, fragt man sich unweigerlich: Wo werde ich sein, wenn ich sterbe? Werde ich es schaffen, zu diesen zwanzig Prozent zu gehören? Ist mein soziales Netz so dicht, dass es hält und mich trägt? Werden meine Angehörigen und Freunde mir beistehen und wissen, wie ich es möchte? Was mir guttut?

Ich habe viele Menschen sterben sehen. Sterben – das ist nichts für Weicheier. So viel ist sicher. Wir vom Pflegepersonal unken ja gerne, dass wir uns, sowie wir in Rente gehen, als Erstes in der Tätowierstube wiedersehen. Auf dem Brustkorb wird dann stehen: *Bitte nicht reanimieren.* Aber das ist natürlich nur ein Scherz, denn kein Ersthelfer würde sich davon abhalten lassen. Ein Tattoo ist nicht rechtsbindend.

Zu oft erleben wir, wie todkranke Menschen »übertherapiert« werden.

Da wird noch ein Röntgenbild gemacht und noch eine Magenspiegelung durchgeführt. Hier eine Magensonde und dort ein Blasenkatheter gelegt, und dann auf einmal: »Huch – jetzt atmet er nicht mehr. Gibt es eine

Patientenverfügung? Gibt es Angehörige? Nein? Keiner da? Dann mal los.«

Es wird wiederbelebt, beatmet, und dann ab auf die Intensivstation. Man sieht den Menschen vorher und möchte am liebsten schreien: Hört auf! Sofort! Lasst uns diesen offensichtlich sterbenden Menschen stattdessen in ein weiches, warmes Bett legen. Lasst uns seine Hand halten und seine Angst lindern, wenn er welche hat. Es gibt so feine Medikamente. Lasst uns Gebete sprechen und leise Lieder singen. Lasst es uns so machen, wie wir es für unseren liebsten Angehörigen wollen würden. Aber hört auf mit der Supermedizin.

Die meisten wünschen sich ein schnelles Ende. Zack. Umfallen und aus die Maus. Manchmal frage ich mich, ob sich die Menschen das gut überlegt haben. Denn damit ist schwer zurechtzukommen. Wie auch. Zeit zum Abschied bleibt nicht. Gespräche, die noch anstünden, erfolgen nicht mehr. Oder Papierkram, Versicherungen, wichtige letzte Worte. Alles fehlt, weil einer aus der Mitte gerissen wurde. Es ist ein brutaler Abschied. Ob er dem Verstorbenen recht gewesen wäre?

Dann doch langes Leiden? Gibt es nicht möglicherweise auch etwas dazwischen? Und wenn ja – wie könnte das aussehen? Das Allerwichtigste ist, dass man darüber nachdenkt. Ja: Wir sind sterblich, wir alle werden sterben. Daran gibt es nichts zu rütteln. Ich kann natürlich auch so tun, als wäre ich unsterblich. Das ist möglich. Wird aber irgendwann auch schwierig. Dann sollte aus dem

»Nachdenken« ein »Darüber-Sprechen« werden. Mit den liebsten Menschen. Mit Angehörigen und Freunden. Mit dem Arzt des Vertrauens. Niemand will irgendwann in einer Klinik liegen und fremde Menschen über das eigene Schicksal entscheiden lassen. Nicht immer in meinem Sinne. Auch wenn sie es alle gut meinen.

Eine meiner Kolleginnen ist seit vielen Jahren in der Ethikkommission. Sie sagt: »Ich habe relativ früh für mich Vorsorge getroffen. Mir wäre es arg, wenn meine Vorstellungen und Wünsche nicht umgesetzt werden würden. Ich lebe seit vielen Jahren autonom. Und in dieser Phase sollte meine Autonomie mir genommen werden? Kann doch nicht wahr sein!«

Was es braucht, sind Menschen, die einen gut beraten. Das Unaussprechliche aus- und ansprechen. Warum nur hat diese liebende Frau – oder der Hausarzt – nie mit dem Mann gesprochen? Er war nicht von heute auf morgen so krank. Es wäre genug Zeit geblieben. Jetzt liegt er da. Vielleicht war sie in ihrem Hamsterpflegekarussell und kam nicht mehr heraus. Es war einfach nur tragisch, wie sie an der Liege mit ihrem schwerstpflegebedürftigen, kranken Mann stand und ihm mit einem Läppchen die Stirn abtupfte. Blanke Hilflosigkeit. Es brach mir richtiggehend das Herz. Und wir standen daneben.

In einem Krankenhaus ist man es gewohnt, etwas zu tun. Nicht, zu lassen. Die wenigsten Ärzte sagen: Wir lassen jetzt der Natur ihren Lauf. Wie auch. Am nächsten Tag sitzen sie in ihren Besprechungen und müssen sich rechtfertigen. Nicht nur die Ethik geht da flöten, wenn man einmal vor allen Augen wie ein Schulkind zusammengestaucht wurde.

Und dann ist da auch noch der wirtschaftliche Aspekt. »Nichts tun« bringt vor allem kein Geld. Was Geld bringt, ist eine Maximaltherapie – so bitter es sich auch anhört. Und so unnütz sie sein mag.

»Schreib noch ein EKG mit Rhythmusstreifen!«

»Warum? Mit welcher Konsequenz?«

»Damit es gemacht ist. Aus rechtlichen Gründen.«

Ausziehen. Kälte zieht an dem ausgemergelten Körper. Feuchte, kalte Saugnäpfe, die sich in die Haut einsaugen. Das ist noch die harmloseste von all den diagnostischen und therapeutischen Maßnahmen.

Es ist schwierig in einer Notaufnahme. An diesem Ort herrscht Zeitdruck. Hier muss man schnell eine Entscheidung treffen. Ob sie im Sinne des Patienten ist, weiß man manchmal erst hinterher. Auch, warum manche Patienten noch in ein Krankenhaus gebracht werden, ist manchmal ein Rätsel. Ein alter Mann starb gleich nach »Betreten« der Notaufnahme.

»Oh!«, sagte der Notarzt. »Jetzt ist er verstorben!«

Ich fragte: »Warum habt ihr ihn nicht zu Hause gelassen? Friedlich, bei seinen Angehörigen, statt ihn die zwanzig Kilometer hierher zu bringen? So will man doch sein Leben nicht beenden!« Es macht einen so hilflos. So zornig. So unendlich traurig.

Ein Notfall kündigt sich nicht immer an. Daher hat

nicht jeder seine Krankengeschichte plus Patientenverfügung griffbereit. Oder die Angehörigen, die den
Menschen kennen, kommen erst später nach. Es ist ein
Dilemma. Also wird im Falle, dass man keine Informationen hat, alles unternommen, um das Leben zu retten.

»Was meinst du: Warum zögern Menschen, sich mit
ihrer Sterblichkeit auseinanderzusetzen?«, frage ich
meine Ethikkollegin.

Sie erwidert: »Es ist ein gesellschaftliches Problem.
Das Thema ›Sterben‹ wird nicht angesprochen. Egal in
welchem Zusammenhang. Egal ob Jung oder Alt. Oft
erkennen die Menschen auch nicht den Unterschied
zwischen Sterben im Fernsehen und dem realen Sterben. Viele glauben heute tatsächlich, dass Sterben wie
im Fernsehen abläuft: Jemand ist krank, sagt noch einen
bedeutungsschweren Satz, und dann fällt der Kopf zur
Seite.«

Aber so ist es nicht. Sterben ist anders. Die Menschen
sterben im Krankenhaus und nicht zu Hause.

Dazu sagt meine Kollegin: »Ich bin immer beküm-
mert, wenn ich in Todesanzeigen lese: ... *nach einer langen und qualvollen Zeit gestorben.* Denn unsere Medizin
kann viel. Vielleicht hätte man es ihm erleichtern können. Es muss heute keiner mehr qualvoll sterben. Auch
das darf man nicht vergessen. Es gibt mittlerweile fast
flächendeckende Palliativmedizin, Hospizvereine, die
spezialisierte ambulante Palliativversorgung (SAPV). Es
gibt so viele Möglichkeiten der Hilfe. Es muss wieder

ein Thema werden – das Nachdenken über den Tod. Den eigenen oder den unserer Liebsten. Nicht erst kurz vor knapp. Und manchmal muss man sich ein Herz fassen und – am besten in guten Zeiten – darüber sprechen: Wie habt ihr euch das vorgestellt? Es gibt viele Vordrucke von verschiedensten Organisationen. Ich weiß, dass eine Patientenverfügung gut ist, wenn sie verständlich für mich als Patienten ist. Sie soll ein weites Feld abdecken, aber sich auch nicht verzetteln. Wenn man nicht vom Fach ist, ist es hilfreich, sich jemanden zu suchen, der einen beim Ausfüllen unterstützt. Es heißt ja oft: ›keine lebensverlängernden Maßnahmen‹. Aber: Aus völliger Gesundheit stirbt man nicht. Es geht auch um die Zeit vor dem Sterbeprozess – das ist auch wichtig. Kann ich mir vorstellen, vorher fünf Jahre als Pflegefall im Bett zu liegen? Oder wäre das schon ein Ausschlusskriterium für mich? Viele wissen auch leider zu wenig über den Sterbeprozess. Das stelle ich immer wieder fest. Wenn das alles mehr bekannt würde, dann könnten die Menschen vieles mit anderen Augen sehen. Und manchmal schadet es auch nicht, den Arzt zu wechseln.«

Den Patienten eine Stimme geben

Eines Nachts wurde kurz vor meinem Dienstende eine Patientin gebracht. Wie mag es wohl sein, im Sterbeprozess liegend im Krankenwagen mit Blaulicht über Land gefahren zu werden? Diese Frage ließ mich nicht los. Sie konnte nicht mehr sprechen, als sie zu uns kam. Aber ich konnte es. Und weil es mich so sehr beschäftigte, überlegte ich mir, was sie uns wohl hätte sagen mögen, wenn sie es denn noch gekonnt hätte. Vielleicht Folgendes?

»Ich hätte gedacht, es sei einfacher zu sterben. Früher einmal fiel es mir leicht, über das Sterben und den Tod zu sprechen. ›Das Ende‹ – mein eigenes sowieso – war noch so weit weg. Meine Kinder, Enkel und Haustiere waren voller Leben – wie ich selbst. Doch die Zeiten änderten sich. Was ich lange verdrängte, kam immer wieder über mich: dieses verdammte Vergessen. Demenz – das hatten doch die anderen! Ich ernährte mich gesund und hatte viele Freunde und eine gute Familie. Wer denkt schon daran, dass sich das ändern könnte?

Nie wollte ich ein Pflegefall werden. Nie wollte ich auf andere angewiesen sein. Zum Schluss konnte ich noch nicht einmal mehr sagen: ›Mir tut es weh, wenn ihr mich auf die rechte Seite legt.‹ – ›Ich möchte gerne mal pinkeln.‹ – ›Habt doch ein bisschen Geduld mit mir, wenn ich trinke und esse.‹ – ›Ich mag keinen Spinat. Mochte ich noch nie.‹

Jahrelang lebte ich in diesem immer stärkeren Vergessen. Manchmal kam ich für kurze Augenblicke zurück in das Leben, wie ich es kannte. Aber mehr und mehr zog es mich an einen Ort, an dem ich Licht, Gerüche und Geräusche immer schlechter einordnen konnte. Als Kind stand ich oft am Fluss und warf Blätter und Blüten hinein. Ich kam mir vor wie eines der Blättchen, die vom Strudel mitgerissen wurden.

Mitten in der Nacht fing es an. Mir wurde kalt. Ich hatte plötzlich große Angst vor dem, was da noch kommen würde. Es fühlte sich an wie ein Abschied von etwas, das ich kannte – zu dem, was ich erahnen konnte. Ich bekam keine Luft mehr. Ist das das Ende? Hilft beten? Mir hilft es:

Gegrüßet seist du, Maria, voll der Gnade.
Der Herr ist mit dir.
Du bist gebenedeit unter den Frauen,
und gebenedeit ist die Frucht deines Leibes, Jesus.
Heilige Maria, Mutter Gottes,
bitte für uns Sünder,
jetzt und in der Stunde unseres Todes. Amen.

›Hört mich denn keiner?‹, hätte ich am liebsten laut gerufen und meine Angst vor dem Neuen herausgeschrien. ›Kann mir jemand helfen? Mit mir gemeinsam den Weg gehen? Bei mir sein, damit ich mich nicht fürchten muss?‹

Was kam, waren grelles Licht und Krach. Stimmengewirr am Telefon vor meinem Bett, in dem ich nach Luft schnappend lag. ›Ein Notfall. Ja – bitte mit Notarzt!‹

Viele Menschen kamen. Einer, der sich um mich kümmern würde, hätte gereicht. Der sich meiner angenommen hätte. Der meine Hand genommen hätte. Der mir meine Angst genommen hätte. Stattdessen riss man mir mein Nachthemd auf und beklebte mich mit Aufklebern. Man hob meinen Arm und band etwas darum, das ihn mir zusammenquetschte. Jemand stach mir mehrmals in den Arm. Erst rechts, dann links. Alle sprachen durcheinander – über meinen Kopf hinweg.

Geräte wurden an mich angeschlossen und piepsten und fauchten. Einer stülpte mir etwas über Mund und Nase, obwohl ich sowieso schon so schlecht Luft bekam und jeder Atemzug unendliche Anstrengung bedeutete. Sprach in dieser Zeit überhaupt jemand mit mir? Ich kann mich nicht erinnern. Doch, einem jungen Mann schaute ich kurz in die Augen. Ich sah Mitgefühl. Dann schloss ich meine Augen.

Hände griffen nach meinem Körper, zerrten und hoben mich aus meinem Bett und legten mich auf eine kalte, harte Liege. Man schnallte mich an und legte eine Decke über mich. Gesichter über mir, die mich nicht anschauten, mir aber dennoch mit einer Taschenlampe in die Augen leuchteten.

Ich war so müde. Es holperte über den Gehweg. Ich

hörte den Kies unter mir knirschen. Es rumpelte, und ich träumte mich weg. Ich sah meinen Mann und meinen Hund, wie sie auf einer Bank in der Sonne saßen. Ich sah meine Mutter, wie sie kartoffelschälend in der Küche stand und sich nach mir umdrehte, als ich aus der Schule kam. Aus diesen Bildern wurde ich gerissen, denn wieder griffen Hände nach mir.

›Weiblich, 86 Jahre alt, Lungenödem, CPAP-Beatmung, kaum tastbarer Puls, der letzte Blutdruck bei 55 / 28, Sauerstoffsättigung ohne Sauerstoff bei 59 Prozent. Pflegefall seit Jahren bei hirnorganischem Psychosyndrom …‹

Sprachen die über mich? Mehr gab es über mich nicht zu berichten? Ist das die Summe, die bleibt?

Lasst mich zufrieden mit alldem und haltet meine Hand. Hört auf mit den Geräuschen, die mir Angst machen. Betet mit mir, denn mein Ende ist da.«

Den Tod oft vor Augen zu haben bedeutet aber auch, das Leben schätzen zu lernen. Und das ist etwas, das ich in der Notaufnahme definitiv gelernt habe. Es ist ein großartiges Geschenk an uns, und wir sollten es mit so viel Leben, Liebe, Freundlichkeit und Heiterkeit erfüllen, wie es uns möglich ist. Im Kleinen wie im Großen. Wir können dankbar sein. Jeden Tag aufs Neue. Denn unsere Spanne hier auf Erden ist kurz. Es wäre schade, wenn wir sie mit unwichtigem Geplänkel vertändeln würden. Mit Hass und Verdruss. Das ist es, was uns als Pflegepersonal umtreibt. Uns aufreibt. Unserer eigenen

Geschichte und Sterblichkeit einen Spiegel vorhält. Was uns nicht loslässt. Und viel zu selten bleibt Zeit, all diese sterbenden und uns unbekannten Menschen zu betrauern. Denn wir sind alle irgendwie und irgendwo miteinander verbunden.

Ja – es wird auch gestorben in der Notaufnahme. Wobei wir mehr als bemüht sind, dass alle überleben. Fast immer gelingt es uns. Denn dafür sind wir ausgebildet.

Wie man die Schicht überlebt – und alles andere auch

Oft werde ich gefragt: »Über zwanzig Jahre in der Not-aufnahme – wird man da nicht bekloppt? All das Leid, der Ärger, das spritzende Blut, der Stress und die Hek-tik? Und dann hast du ja auch Kinder! Wie hast du das geschafft? Und der Schichtdienst – also wirklich: Ich könnte das nicht!«

Tatsächlich kennt man es ja nicht anders über all die Jahre – da macht man sich keinen Kopf, wie man das eigentlich schafft. Da »schafft« man. Für vieles, was man bedenken könnte, fehlt schlicht auch die Zeit.

Und ja. Es gibt Strategien, wie man das überlebt. Eine der ersten ist es, sich nicht verrückt zu machen. Und das beginnt schon zu Hause.

Der Spagat zwischen Schicht und Privatleben in sieben getesteten Schritten

Ich bin Mutter von drei Söhnen und mittlerweile Profi, was die Arbeitserleichterung in Heim und Familie betrifft.

1. Unterschiedliche Socken? Na und!

Am Anfang meiner Karriere als Sockenwäscherin und -zusammenlegerin war ich durchaus bemüht, die Paare beisammenzuhalten. Wie sieht das denn auch aus: Unterschiedliche Socken am Kind! Aber dann verschwanden auf mysteriöse Weise immer mehr von ihnen. (Man munkelt, es wäre die Waschmaschine, aber ich fand sie auch unter dem Sofa, und auf dem Katzenbaum hab ich schon einige lang vermisste Exemplare wiedergefunden.

Na und? Das Leben ist zu kurz, um nach zwei gleichen Socken zu suchen. Bei sechs Kinder- und vier Erwachsenenfüßen tragen wir nun, was kommt. Hauptsache, es passt.

2. Glauben Sie nie Internetrezeptvorschlägen!

Ich koche gerne! Am liebsten Suppe. Aber das trifft nicht unbedingt den Geschmack der Kinder. Weil ich im Laufe der Jahre eine Abneigung gegen Pizza, Fischstäbchen und Nudeln mit Butter entwickelt habe, kommen mir Rezept-Tutorials aus dem Internet immer

sehr gelegen. Vor allem diejenigen, die in Zeitraffer ge-
dreht werden und wahnsinnig einfach in der Zuberei-
tung aussehen. Wenn dann noch TASTY in wirr-bunten
Farben aufblitzt, glaube ich das sofort und bin bereit.
(Oder es liegt daran, dass ich solche Filmchen in schlaf-
losen Nächten in Dauerschleife schaue. Der Schichtdienst macht einen über die Jahre auch ein bisschen
merkwürdig.)

Wie auch immer: Es funktioniert nicht! Nie! Schade!
Kochen Sie Suppe.

3. Schichtdienst als Entschuldigung funktioniert!
Du sitzt im Klassenzimmer bei der Elternbeiratswahl,
und alle schauen dich erwartungsfroh an, weil du so
entspannt mit verschiedenen Socken und zufriedenem
Suppenbauch auf deinem Kinderpopöchenstuhl sitzt?

Schauen Sie kurz auf und sagen Sie (gerne auch
mit leicht leidendem Unterton in der Stimme): »Oh –
wie gerne würde ich das machen. Aber ich arbeite im
Schichtdienst!«

In der Regel haben alle sofort Verständnis dafür.
Auch bei unzähligen Weihnachtsfeiern und Ähnlichem
sind Sie aus dem Schneider. »Ich habe Schichtdienst.« So
schade. Ende der Diskussion!

4. Schmieden Sie Netzwerken.
Das Kind will unbedingt zum Fußballtraining, aber Sie
sind in der Spätdienstfalle gefangen? Rufen Sie jeman-

den an. Irgendjemand findet sich immer, der das Kind mitnehmen oder abholen kann und Brezeln für die Mannschaft besorgt, während Sie nicht da sind.

Momentan hat meine Schwiegermutter den Fußballjob. Als Fußballfreundin mag sie das gern, kommt mit dem Enkel in Kontakt und fachsimpelt mit ihm, dass es eine Freude ist. Jetzt ist jeder glücklich. Vor allem ich, die Fußball eher nicht ganz so spannend findet.

Das gilt auch für ewig lange Ferien oder sonstige Freizeitgestaltungen. Haben Sie ein starkes Netzwerk, können Sie sich immer gegenseitig unterstützen. Das ist nicht in Gold aufzuwiegen.

5. Bringen Sie Ihren Kindern frühzeitig Selbstständigkeit bei

Mit dem Roller in die Schule fahren, mit der Straßenbahn zum Training: Das alles kann man mit dem Kind ab einem bestimmten Alter üben (meine waren ungefähr sieben Jahre alt). Das frühzeitige Üben zahlt sich in der Zukunft aus: Kein Abholen mehr von Hort, Musikstündchen oder Training, wenn Sie, ermattet von der Frühschicht, am liebsten nur noch auf die Couch sinken würden. Noch dazu macht es die Kinder selbstbewusst und sicher im Straßenverkehr.

6. Lassen Sie auch mal fünfe gerade sein!

Nichts ist schlimmer, als einem gewissen Perfektionismus nachzuhecheln. Das tun wir schon bei der Arbeit –

zu Hause soll man sich wohlfühlen. Es kommt wirklich keiner vorbei und kontrolliert, ob Sie die Wäsche gewaschen haben oder ob es schon wieder Kartoffelpüree aus der Tüte gibt. Und ja – man kann freie Tage auch mal ausschließlich im Schlafanzug vergammeln. Die Woche ist oft lang und anstrengend. Nicht nur für uns – auch für unsere Kinder. Entspannen Sie sich. Legen Sie auch mal die Füße hoch. Jeder darf bestimmen, was NICHT gemacht wird.

Wenn sich Besuch ankündigt, vergessen Sie nicht, den Staubsauger dekorativ in den Flur zu stellen: »Ach – ich wollte gerade …!«

7. Kinder lieben den Schichtdienst (manchmal).
Sosehr sie gelegentlich jammern und trauern, weil sie Sie zu wenig sehen, so sehr schätzen Kinder es, wenn sie ihre Erziehungsberechtigten nicht immer um sich herum haben. (Heimlich ein bisschen länger aufbleiben, mal geschwind den Fernseher anschalten und durchzappen, Zocken auf dem Handy, was unter der Woche verboten ist, tssss.)

Ja. Es ist hart, wenn Ihre Kinder Sie noch mal und noch mal vor dem Nachtdienst küssen und fragen, warum Sie nicht zu Hause bleiben können. Es zerreißt einem das Herz. Auf der anderen Seite schätzen sie es umso mehr, wenn Sie am nächsten Morgen nicht grummelig und widerwillig aufstehen, sondern fröhlich fünf Spiegeleier braten. Hier lernen sie gleich mal was fürs

Leben: Alles, alles ist auf Ausgleich bedacht. Yin und Yang. Vermissen und Spiegeleier. Da und weg.

Das Wichtigste, was ich in all den Jahren gelernt habe, ist, egal wie blöd es gelegentlich läuft: Nichts ist für ewig. Das gilt leider auch für die Zeit, die man mit seinen Kindern verbringen möchte. Auch die ist nicht ewig. Daher nutzen Sie sie für viele, viele schöne Dinge. Halten Sie sich nicht mit unnötigem Kleinscheiß auf. Lachen sie viel und vergessen Sie ebenso schnell.

Humor ist, wenn man trotzdem lacht

Einer der Gründe, warum ich so lange in der Notaufnahme blieb, war – trotz mannigfaltigem Verdruss, Personalmangel, Stress, Hektik, Rückenschmerzen sowie vieler Kümmernisse mehr – der kleine Schabernack zwischendurch. Die fiesen Scherze zum Aggressionsabbau. Der rabenschwarze Humor, der in der realen Welt jeden vor den Kopf stoßen würde.

Ich hab es schon erlebt, dass, wenn ich mit Kollegen essen war und wir über den Tag sprachen, Menschen am Nebentisch aufstanden und gingen. Leicht grün um die Nase. Weder konnten sie anscheinend den Inhalt der Geschichten ertragen noch die Art und Weise, wie wir sie trocken erzählten. »Da wollten wir die Socke bei einem verunglückten Motorradfahrer ausziehen. Doch der Fuß hing nur noch mit der Haut am Bein. Du konntest direkt ins Gelenk sehen. Wie beim Metzger in der Auslage sah es aus. Gruselig!«

Dieser oft sehr schwarze, drastische und trockene Humor erlaubt es uns jedoch, uns von den häufig todernsten Situationen in unserem Arbeitsalltag zu distanzieren. Gott sei Dank gibt es diesen Humor. Und Gott sei Dank hatte ich das Glück, meistens Menschen um mich zu haben, die einen ähnlichen Sinn für Komik hatten wie ich. Dieser Austausch hat so vieles wieder in die richtige Relation gerückt, getröstet und bestärkt.

Wenn man unter Zeitdruck arbeitet, Leid, Elend und Not sieht sowie die körperlichen Anstrengungen tagtäglich spürt, braucht es einen Ausgleich. Sonst wird man irre. Es braucht eine Spur Heiterkeit mehr als anderswo. Einmal sagte eine Bekannte zu mir: »Du immer mit deinem Spaß.« Da fiel mir auf, wie sehr ich stets bemüht bin, Freude und Spaß zu haben, zu verbreiten und zu schenken. Möglich, dass es eine Auswirkung der Arbeit in einer Notaufnahme ist: zu wissen, dass sich das ganze Leben innerhalb von Sekunden ändern kann. Und da wäre es schade, Momente des Glücks, der Freude und des Spaßes verstreichen zu lassen.

Positivität, Freude, Witz und Schabernack sind unsere Heilmittel. Damit stecken wir ganz nebenbei unser Umfeld mit guten Gedanken sowie Worten an. Mit den richtigen Kollegen gelingt das spielend leicht. Und siehe da – Alle profitieren davon: Die Patienten, weil es immer schöner ist, einen heiteren Menschen als Ansprechpartner zu haben, wenn's im Leben mal nicht so gut läuft. Die Kolleginnen und Kollegen, weil eine wohlwollende, lustige Stimmung herrscht, bei der die Arbeit deutlich leichter von der Hand geht. Und glauben Sie mir: Ich habe alle Stimmungen, die in einer Notaufnahme herrschen, durch- und mitgemacht.

Bis dann einer um die Ecke kommt und rummuffelt: »Na, euch geht's ja gut!« Als würde es nicht ins Konzept einer gut funktionierenden Notaufnahme passen, wenn man heiter ist. Ernst soll es da zugehen! Leben steht auf dem Spiel. Überall Leid und Elend. Und ihr kichert! Schämt euch! Ihr müsst ja Zeit haben!

»Gerade weil hier Heiterkeit herrscht und eine gewisse Art von Frohsinn, läuft es so gut!«, möchte man diesen Mufflern zurufen und sie auch ein bisschen schütteln.

Aber es lohnt nicht, mit solchen Menschen zu diskutieren. Sie haben weder das Wesen harter Arbeit verstanden noch den Ausgleich, den es dazu braucht.

Doch wie macht man das? Wie trainiert man seine Motivation? Und zwar nicht erst am Monatsende, wenn die Lohnabrechnung kommt, oder beim Blick auf den Dienstplan, wenn man sieht, dass der »Lieblingsbuddy« mit einem arbeiten wird.

Zwölf Motivationsschübe

1. Sprechen Sie italienisch. Auch wenn Sie keine Ahnung davon haben, kennt jeder ein paar Worte. Das genügt. Ciao. Buon giorno. Arrivederci. Aiuto. Cinque. Bruschetta. Frutti di mare. Tortellini. Spaghetti. Ruhig die ganze Speisekarte Ihres Lieblingsitalieners. Sprechen Sie die Worte so aus wie eine dicke, gemütliche und wortgewaltige Mama am Hafen von Palermo. Gerne übertrieben – denn: Vokale machen glücklich.

2. Versuchen Sie, oft zu lachen. Wer lacht, hat mehr vom Leben. Wer nichts zu lachen hat, kann zumindest so tun als ob! Es reicht schon, wenn man den Mund zu einem Lächeln formt. Das Gehirn denkt: »Oh. Jetzt wird's lustig!«, und fängt nach kurzer Zeit an, Freudenhormone auszuschütten, die wiederum Stress reduzieren. Dieses Wunder können Sie auch zur Not ohne Heiterkeit alleine vollbringen: sechzig Sekunden dauerfeixen und grinsen oder Fratzen schneiden. Gehen Sie zur Not aufs Klo – der Peinlichkeit wegen. Es funktioniert.

3. Mir fallen immer wieder Lieder ein, die mich motivieren. Dazu vor dem Anlegen des fünften Stützverbands an diesem Tag einfach alle Kollegen vor der Tür des Behandlungszimmers versammeln. Kommt euch vor wie ein Popstar. Gebt den Robbie Williams der Notaufnahme und singt: »People – come on and

scream! Hier kommt eure Schwester für den sagenhaftesten Verband ever, ever, ever. Let me entertain you!«

4. Unliebsame Aufgaben mit Würde begegnen.

5. Schreiten Sie königlich durch die Flure wie Cersei aus dem Hause Lannister bei *Game of Thrones*. Oder benutzen Sie den Flur als Catwalk und vergessen Sie nicht, Ihre Hüften zu schwingen wie Naomi Campbell. Denken Sie auch daran, dass Ihr Arbeitsmaterial, das Sie dabeihaben, »leben muss« – wie es seinerzeit Bruce Darnell seinen Model-Anwärterinnen ans Herz legte.

6. Werden Sie Mitarbeiter der Schicht. Erfinden Sie eine imaginäre Heldengalerie. In den Nächten nach Neujahr war ich schwer damit beschäftigt, neue Arbeitsunfähigkeitsbescheinigungen zu stempeln. Netterweise waren es nicht mehr drei Seiten, sondern gleich vier, die man stempeln durfte. Das muss der Fortschritt sein, von dem immer alle reden. Das fiel aber erst nach den ersten 500 auf. Und so saß ich da und stempelte nach. Ich wurde von meiner Kollegin zur Mitarbeiterin der Woche gekürt und durfte einen Kaffee trinken gehen.

7. Beim Mischen eines Antibiotikums stelle ich mir vor, ich sei Barkeeperin in einer wahnsinnig aufregenden Szene-Bar. Ich jongliere mit Cocktailgläsern, Eis und Früchten. Kann ich super. Das geht auch mit einem Antibiotikum, das sich ums Verre-

cken schlecht auflösen lässt und das man sehr, sehr lange schütteln muss.

8. Feiern Sie die Feste, wie sie fallen: Was kann man nicht alles Hübsches in einer Notaufnahme basteln – jahreszeitlich Aufgepimptes, Zweckentfremdetes, für Heiterkeit Sorgendes. Ein Adventskranz muss nicht immer aus Tannenzweigen gemacht sein. Er kann auch aus Kochsalzfläschchen bestehen, auf die LED-Teelichter gesetzt werden. Oder man stellt Infusionsständer zum Kranz zusammen und steckt Teelichter in die Infusionshalter – schon leuchtet es hübsch und festlich. Der Fantasie sind keine Grenzen gesetzt.

9. Meine Kollegin bastelt zwischendurch immer wieder »Dankeschön-Kärtchen« für unsere Schülerinnen und Schüler. Jeder oder jede bekommt am Ende des Einsatzes in der Notaufnahme eine selbst gebastelte Karte mit ein paar persönlichen Zeilen. Selbst die, die Pfeifen waren. Da ist sie sehr großzügig, was ich wunderbar finde.

10. Es schadet übrigens nichts, die Vorlieben der Kollegen ein bisschen zu kennen. Nichts ist schöner, als zur Arbeit zu kommen, und da steht schon ein Kaffee bereit. Genauso, wie man ihn mag. In meinem Fall: süß und blond. Man kann den Kollegen auch kleine Pausensnacks mitbringen, die sie gern mögen.

11. Nehmen Sie nichts als selbstverständlich hin. Tolle Kollegen sind Gold wert. Sagen und zeigen Sie es

ihnen. Loben und preisen Sie sie. Schützen Sie sie, wenn es nottut. Helfen Sie ihnen, wenn sie Sie brauchen.

12. Seien Sie freundlich. Es ist leichter, freundlich durch den Tag zu gehen als vergrätzt. Ich möchte Sie daran erinnern, dass das Leben ein Geschenk ist. Behandeln Sie dieses Geschenk mit Achtung, Dank, Respekt und Liebe.

Dienstbesprechungsbullshitbingo

Alle sechs bis acht Wochen hängt ein Zettel mit einer herzlichen Einladung zur Dienstbesprechung an der Pinnwand. Manchmal stehen schon vorab einige wichtige Tagesordnungspunkte auf der Liste, und manch engagierter Kollege schreibt auch schon mal eigenmächtig unfassbar Wichtiges darunter. Nicht, dass noch der essenzielle Punkt »Ordnung im Aufenthaltsraum!!!!« vergessen wird. Das Ausrufezeichen ist nicht nur ein Rudeltier, sondern auch ein Mahner der guten Sitten!!!! Wo kämen wir denn da hin, wenn jeder seinen Scheiß herumstehen ließe? Das muss doch mal irgendwann in die ignoranten Köpfe – Himmel noch mal!!!

Des Weiteren stehen Punkte da wie:
- Hygiene
- Neues aus der Pflegedirektion
- Beschaffungs- und Wirtschaftsplan

- Der Urlaubsplan
- Das Bestellsystem
- Handyverbot für alle
- Welcher Vollhorst hat zwanzig Flaschen »Unacid« bestellt?
- Welcher Kasper hat 200 Mullbinden zu wenig bestellt?
- Warum gibt es seit Tagen keine Kathetersets mehr?
- Bitte das Übergabebuch beachten.
- Dienstverteilungen zu jahreszeitlichen Festivitäten (Fasching / Ostern / Pfingsten / Weihnachten / Silvester / Neujahr).

Dreißig Jahre im Pflegeberuf bedeuten umgerechnet 150–200 Dienstbesprechungen. Jahrein, jahraus. Das ermüdet.

Der Kuchen, den jemand mitbringt, tröstet wenig. Außerdem steht er prinzipiell immer am anderen Ende des Raumes, sodass es jeder mitbekommt, wenn man sich ein weiteres Stück Kuchen holt. Sehr schlau eingefädelt. Nur die diätetisch und emotional gefestigten Kollegen greifen öfter unter den strengen Blicken der Diätwächterin zu.

Daher heckten ein Kollege und ich neulich einen Plan aus, angesichts der gähnenden Langeweile, die uns schon beim Wort »Dienstbesprechung« zu überfallen drohte. Und zwecks Heiterkeit. Und überhaupt. Wenn's langweilig oder blöd oder wie halt immer zu werden droht, braucht die Seele einen kleinen Spaß. Wir erfanden ein Dienstbesprechungsbullshitbingo.

Die Regeln: Statt Bingo-Karten mit Zahlen werden Stichwörter benutzt. Auf einem Blatt Papier werden drei bis fünf Reihen und Spalten mit diesen Wörtern gefüllt. Bei einer vollständig gefüllten Reihe, Spalte oder Diagonalen ruft der Spieler »Bingo!« und ist der Gewinner.

Langeweile kommt so nicht auf, weil man sitzt und aufmerksam lauscht, ob und wann endlich das Schlagwort fällt. Und dann freut man sich wie ein Schneider, wenn es fällt. Ein kindischer Spaß, aber wunderbar! Und wenn's der persönlichen Erheiterung dient, erst recht!

Er hat »Kühlschranktemperatur messen« gesagt. Yeah! Wegkreuzen. Wann kommt die »Elektronische Akte«?

Das wirklich Traurige an diesen Besprechungen ist, dass die Themen, die wichtig wären, nie besprochen werden: Grüppchenbildung, immerwährende Konflikte, Situationen, die einen bis ins Herz erschüttert haben. Quasi eine Mediation oder Supervision für alle. Aber das ist nicht vorgesehen.

Stadt, Land, Fluss

Und dann gibt es Tage, selten zwar, aber es gibt sie, da ist wenig los. Unter Umständen auch mal längere Zeit gar nichts. Flaute. An einem Sonntag sitzen die Menschen lieber gemütlich bei Kaffee und Kuchen zusammen und lassen es sich gut gehen, als die Zeit in einem stickigen Wartezimmer totzuschlagen. Oder sie schauen Formel 1 oder Bundesliga.

Neulich war so ein Tag. Gut – ein bisschen lag es auch daran, dass eine Dame, als sie ausprobieren wollte, wie glatt es draußen war, sich den Oberschenkelhals brach. Sie kam in den OP. Mitsamt sämtlichen anwesenden Chirurgen. Bei der Leitstelle wurde die Klinik abgemeldet. Was bedeutete: Alle chirurgischen Notfälle wurden mit dem Rettungsdienst in andere Kliniken gebracht. »Denn wo kein Chirurg im Haus, da geht man nicht gern ein und aus!« Na ja. Im Haus war er ja. Aber eben nicht abkömmlich.

Und obwohl es hin und wieder vorkam, dass ein »Haus« abgemeldet war, trauten wir dem Braten erst mal nicht. Wie saßen herum, machten ein paar Späßchen und dachten darüber nach, ob wir jetzt ein paar Vorschläge zur Rettung der Weltlage machen oder ein Manifest »Über die Gottgleichheit von Chefärzten« erstellen sollten. Oder doch ein Forum zum Thema »Liebe und andere Gründe, den Kopf zu verlieren« gründen?

Doch dann entschieden wir uns, Stadt, Land, Fluss zu spielen. Gerne mit etwas anderen Begrifflichkeiten als den üblichen, bekannten. Was vor allem daran lag, dass ich mich nicht langweilen wollte. Ich bin Profi im »Stadt, Land, Fluss«-Spielen, schon seit Kindertagen.

Todesart mit P? Pumaangriff.

Zubereitete Speise mit K? Kichererbsenpüree mit Zuckerschoten.

Schimpfwort mit Q? Quarktasche, olle.

Ach – was hatten wir für einen Spaß. Mindestens für mehrere Minuten. Dann kam eine Patientin mit »spinnendem Blutdruck«, wie sie uns erzählte. Damit meinte sie, dass er viel zu hoch und dann wieder zu niedrig sei. Immer im Wechsel. Ihr sei schon ganz »blümerant«.

Da fiel uns ein, dass wir die Kategorie »Bekloppte Krankheiten« vergessen hatten. Das hätte so gut bei »S« gepasst.

Monate später spielten wir die nächste Runde. Da nahmen wir diese Kategorie mit auf.

Das Laberglas

Manche werden ja überhaupt nicht mehr fertig mit dem Reden. Patienten. Kollegen. Ärzte. Freunde. Eltern. Geschwister. Liebhaber/innen und Partner. Kinder. Wer auch immer. Es plaudert munter vor sich hin. Ohne Punkt und Komma. Ohne Gnade. Manchmal allerdings möchte man nur seine Ruhe, aber gleichzeitig nicht die Form der Höflichkeit missachten. Auch dafür schafften wir Abhilfe: das Laberglas.

Irgendwann mitten in der Nacht fiel es einer Kollegin und mir ein. Ich hatte gerade eine Patientin auf ihre Station gefahren und machte drei Kreuze ob der sofort eintretenden Stille. Nachtdienst ist anstrengend. Ich erwähnte es, glaube ich, schon. Irgendwann kommt die Müdigkeit dazu. Manche Patienten allerdings sind aufgekratzt, hellwach und plaudern ohne Ende.

Zurück in der Notaufnahme, sagte ich im Scherz zur Kollegin: »Wir bräuchten ein Laberglas, in das die alle reinlabern können, statt uns vollzuquatschen.« Mit den richtigen Kollegen wird aus einer dummen Bemerkung Wirklichkeit. Im Aufenthaltsraum fand sich ein leeres Marmeladenglas. Und dann legten wir los. Falls Sie es nachbasteln wollen – Sie brauchen:
- ein altes Marmeladenglas mit Deckel
- eine Schere
- Klebeband
- ein Stück Papier
- einen Edding.

Für die, die Ästhetik lieben, eventuell noch Sachen für eine mögliche Verzierung: ausgeschnittene Herzen aus einer Zeitung, eine Schleife … Der Fantasie sind keine Grenzen gesetzt.

Schneiden Sie ein Stück Papier zurecht und beschriften Sie es: *Laberglas. Bei akutem Redebedarf: Glas öffnen*

und hineinsprechen. *Bei Langeweile: Glas öffnen und Rede-*
schwall anhören.

Befestigen Sie den Zettel mit Klebestreifen an dem
Glas.

Verzierungen nach Wahl. Fertig ist Ihr Laberglas für
Redeschwalle und Langeweile aller Art. Stellen Sie es in
greifbare Nähe und benutzen Sie es bei Bedarf.

Es erheiterte uns wochenlang. Bei Bedarf holte ich
gerne das Glas aus dem Schrank heraus, schraubte es
auf und hielt es an mein Ohr. Und dann lachten wir gemeinsam.

Die gestaltete Mitte

Man muss ja auch die Feste feiern, wie sie fallen. Auch
wenn es eigentlich keine Feste sind, sondern mehr so
eine Art Zusammenkunft. Wie in jener Nacht, als das
gesamte Team zufällig im selben Raum anwesend war.
Meine Kollegin, zwei Chirurgen, zwei Internisten – fast
war's wie auf der Arche Noah: von jeder Art zwei –,
dann waren da noch die Neurologin sowie die Röntgenassistentin.

Wir beschlossen, gemeinsam einen Kaffee im Aufenthaltsraum zu trinken. Alles war aufgeräumt und – ein
Wunder – kein Patient mehr da. Gerade wollten wir uns
zu unserem Heißgetränk aufmachen – da klingelte die
Türglocke, und schon standen der Rettungsdienst und

der Notarzt im Schockraum. Eine telefonische Anmeldung hätte wenig Sinn ergeben: Der 18-Jährige war direkt vor dem Krankenhaus umgefallen. Der Notarzt vermutete Alkohol. Oder Drogen, aber das würden wir ja nun herausbekommen, ade und gute Nacht. Weg waren sie. Das zarte Bürschlein auf der Liege schnarchte in voller Lautstärke. EKG, Blutabnahme, Überprüfung der Vitalparameter, stabile Seitenlage, Decke. Die Nacht würde er sicher auf der Intensivstation zur Überwachung verbringen.

Wer nicht aufwacht, obwohl man ihm ins Öhrchen plärrt wie Molly Weasley, und Schmerzreize nicht wahrnimmt, der ist so hackedicht, dass er überwacht werden muss. Da braucht es noch nicht mal einen Blutalkoholspiegel aus dem Labor.

Die Intensivstation ließ ausrichten, es werde noch ein bisschen dauern. Sie müssten erst jemanden verlegen, damit ein Bett frei werde. Da standen wir also mitten in der Nacht um den Knaben herum. Wir zwei Pflegerinnen und alle anderen. Die Kollegin holte einen Stuhl. Man wird ja nicht jünger vom Stehen.

»Was jetzt noch fehlt, ist eine gestaltete Mitte!«, so sprach ich. Ich war in meinem Leben in so vielen Gruppen, Seminaren und religiös geprägten Veranstaltungen gewesen, dass bei einem Zusammentreffen von mehreren Menschen mit einem gemeinsamen Beweggrund vor meinem geistigen Auge immer eine »gestaltete Mitte« auftauchte. Undenkbar, dass ein Treffen ohne diese Mitte ablief. Das ist so sicher wie das Amen in der Kirche. In dieser Nacht konnte ich mit meiner langjährigen Erfahrung auftrumpfen.

»Was ist das denn?«

Wir hatten ja Zeit, und so gestaltete ich diese Mitte zur Veranschaulichung: ein Rondell aus Handschuhen, umkränzt mit zwei Stethoskopen. Dazu Elemente der nächtlichen Arbeit: eine Desinfektionssprayflasche, ein paar Tupfer, Blutabnahmeröhrchen, eine Pflasterrolle. Es war sehr festlich. Es fehlte nur noch die obligatorische Kerze in der Mitte – zur Erbauung. Denn diese gestaltete Mitte sollte ja ausdrücken, dass man willkommen war, sollte ansprechend, beruhigend, anregend wirken. Im Grunde könnte man alles verwenden, je nachdem, welchen Sinn diese Mitte haben soll. Sie lenkt den Blick auf ein Zentrum. Der Patient schnarchte, wir bewunderten die Mitte, plauderten leise und müde miteinander und hatten es fein. Der Sekundenzeiger tickte laut dem Feierabend entgegen.

Da schrillte es wieder an der Tür, und wir wurden aus unserer Patientenmeditation gerissen. Der Aufzug ging auf, und die Kollegin der Intensivstation kam mit einem Bett. Da räumten wir die Mitte weg und machten weiter.

Pause

Sie ist wichtig. Sie verschafft einem Auszeiten von Krankheit und Elend. Dank ihrer gelingt es einem, sich aufzutanken – im wahrsten Sinn des Wortes. Denn manchmal geht es so turbulent zu, dass man noch nicht mal zum Trinken kommt. Ich bin sehr gerne allein in meiner Pause.

Kaffee, Kippe, Klappe halten und Stulle futtern. Ich rede gerne und viel, aber äußerst ungern in der Pause. Da bin ich eigen. Da darf mich die Tageszeitung leise raschelnd unterhalten oder dahinplätschernder Dummfug im Fernsehen. Nur nicht nachdenken. Je hohler, desto besser.

Vor allem, wenn es vor der Pause sehr anstrengend zuging. Einmal war ich lange mit einem Patienten beschäftigt. Er hatte sehr instabile Blutdruck- und Pulswerte, sein Zustand verschlechterte sich zusehends. Irgendwann reanimierten wir ihn.

Nach dieser Aktion kamen mir *Die Geissens* im TV gerade recht. Deren Luxusschiff, die »Indigo Star«, lag vor Saint-Tropez, als Rooobert einen Fleck unklarer Genese an einer Wand entdeckte. »Scheiße«, zeterte er laut. Das begrüßte ich sehr. Vor einer halben Stunde hätte ich das auch gerne laut vernehmlich in den Raum geworfen – zusammen mit meinen 97 Blicken inklusive des gestreckten imaginären Mittelfingers in Richtung Arzt, der wie festgeklebt an seinem Telefon war und lieber dort hineinsprach denn mit mir oder dem Patienten.

Auch Carmen Geissen, die Gattin, bekam »schier einen Aussetzer«, als sie das Malheur entdeckte. Jammeralarm im Hause Geissen. Immer diese Probleme mit dem schlechten Personal! Auch hier war ich »ganz bei ihr«.

Das einzig Gute an diesem Tag war, dass ein neuer Koch eingearbeitet werden und zum Abendbrot die komplette Familie bekochen sollte. Aber dann: Rooobert mäkelte in der malerischen Fototapeten-Abenddämmerung. Tolles Fleisch und Fisch, aber versalzen! Gibt es was Schrecklicheres im Leben? Der Koch würde einpacken müssen. Wahrscheinlich musste er zur Strafe nach Hause schwimmen. Aber das konnte ich nicht mehr verfolgen – meine Pause war rum.

Nächster Patient. Nächste Geschichte. Schreckliches und Banales liegen eng nebeneinander. Es ist, wie es ist. Das ist das Leben. Es ist gut so.

Kultur

Kunst und Notaufnahme schließen sich nahezu aus. Dabei ist eine andere Sicht auf die Welt so wichtig. Zumindest für mich. Die meisten meiner Kollegen allerdings interessiert Kultur nicht wirklich – um es mal ganz neutral auszudrücken. Schiller? Schon mal gehört.

Loriot? Moment. Das schaut immer meine Mutter. Wagner? Ist das der Schlüsseldienst? Ach nee – die machen Pizza. Hesse? Kommt der aus Frankfurt?

Gedichte, Fabeln, Lieder, Opern, Gemälde, Skulpturen – da herrscht bei den meisten leises Hohlraumsausen. Voll uninteressant, die ollen Kamellen. Allgemeinbildung, Kunst und Kultur werden vor allem unter Nützlichkeitserwägungen beurteilt. Davon kann ich mir kein Brot kaufen. Und lustig ist es ohnehin nur selten.

»BibisBeautyPalace« und die Gewinnerinnen von *Germany's Next Topmodel* kennen hingegen fast alle. Aber die sind ja auch noch nicht tot. Wer tot ist, scheint uninteressant zu sein. Wer schon länger tot ist, erst recht. Dabei beflügelt Kunst die Seele.

Manche Kolleginnen und Kollegen rollen mit den Augen, wenn ich mal wieder meine fünf Minuten »Kultur für alle« habe. Ein »Aufpimpen« der Allgemeinbildung kann nicht schaden, finde ich, und ist schon fast zu einer Art Arbeitsauftrag nebenbei geworden. Schiller passt immer: »Spät kommt Ihr – doch Ihr kommt! Der weite Weg, Doktor Tralala, entschuldigt Euer Säumen.« *Wallenstein*, Kapitel 5, Erster Aufzug. Das macht sich immer wunderbar, wenn endlich der Doktor aus den ewigen Weiten der Klinik heraneilt. Aber Schiller ist nicht alles. Es gibt Schätze, die vergisst man nie wieder. Nicht umsonst habe ich als Kind und Jugendliche mit meiner Mutter zusammen die Filme der 30er-, 40er- und

50er-Jahre geschaut. Ich kenne alle Stars der Vor- und Nachkriegsfilme. Hans Moser und Theo Lingen, Heinz Rühmann und Wolf Albach-Retty, Magda Schneider und ihre Tochter Romy, Hildegard Knef und Sonja Ziemann. Was wiederum von unschätzbarem Wert ist, wenn man mit den hochbetagten Patienten plaudert. Manchmal entwickeln sich dadurch Gespräche, die so gar nicht in den Alltag einer Klinik passen. Gut so. Alles, was ablenkt, ist willkommen. Das gilt für die Patienten und für mich.

Denn um ehrlich zu sein: Manchmal ist ein Alltag in einer Notaufnahme langweilig und hat mitunter viel Routine. Das 97. Sprunggelenk, das sich einer verdreht hat, ist nur für den jeweiligen Patienten interessant. Die fünfte Blasenentzündung lockt einen nicht mehr zu Bedauernsausrufen. Und gebrochene Knochen werden halt freundlich und kompetent gegipst. Den Rest träume ich weg und verknüpfe Vergangenes mit Gegenwärtigem. Wie sagte Florence Nightingale so schön: »Wenn man mit Flügeln geboren wird, sollte man alles dazu tun, sie zum Fliegen zu benutzen.« Bei mir sind solche Flügel zum Beispiel das wunderbare Stück »Gretchen am Spinnrade«. Goethe hat's gereimt, Schubert vertont. Und es passt so herrlich in lästige Wartezeiten. Das Gretchen sitzt und wartet. Und das kenne ich so gut, wenn der Arzt wieder einmal irgendwo in der Klinik beschäftigt ist und noch keine Zeit gefunden hat, in die Notaufnahme zu kommen.

Es gibt so viele Texte, die man umdichten kann auf seine aktuelle Lebenslage: Rilkes Gedicht vom Panther, das mich immer an Ärzte im Bereitschaftsdienst nachts um 4 Uhr denken lässt, wenn ihre Augen ähnlich stumpf geworden sind wie die des Tieres im Käfig.

Ja – Poesie ist etwas, das in der Alltagswelt einer Notaufnahme nicht vorkommt. Leben retten, Zecken entfernen, Angst nehmen – das ja. Alles andere findet nicht statt. Selbst diejenigen, die eine »humanistische Bildung« genossen haben, können meist weder Gedichte benennen noch rezitieren. Dabei steckt so viel Bekanntes darin. So viel Wahres. Und nichts ist schöner, als in einer Situation die Anwesenden mit einem passenden Vers zu überraschen.

Ob die Mystikerin und Kirchenlehrerin Teresa von Ávila im Jahr 1580 (oder so ähnlich) nicht vielleicht da schon gewusst hat, dass ihr »Gebet des älter werdenden Menschen« irgendwann mal zu einer Art Mantra für mich selbst werden würde?

Ob Philipp Poisel weiß, dass er eigens ein Lied für die Notaufnahme schrieb? Denn in Wahrheit ist »Wie soll ein Mensch das ertragen« gar kein Liebeslied, sondern es sind Geschichten aus der Nachtschicht. Das glaube ich zutiefst.

Epilog – And now her watch is ended

Und dann, eines Tages, war es vorbei.

Wie so viele meiner Kolleginnen und Kollegen hatte mich schon länger das Gefühl beschlichen, dass meine Zeit in der Notaufnahme enden wird. Irgendwann ist es eben einfach genug. Die Gründe dafür waren mannigfaltig – um auch hier noch einmal eines meiner Lieblingswörter unterzubringen.

»And now her watch is ended«, ließ ich meinen Kollegen wissen, als wir nach der letzten gemeinsamen Nachtschicht in den Aufzug stiegen. Beide lieben wir Zitate aller Art – dieses hier war aus *Game of Thrones.* Nach knapp 21 Jahren machte ich mich auf in ein neues Leben jenseits von Klinikfluren, von Hege und Pflege, von all dem, was über die Hälfte meines Lebens Arbeitsstelle, Herausforderung, Freude und Leid, Kummer, Verdruss und Lustigkeit gewesen war. Und auch eine Art Zuhause. Ich machte mich auf, etwas Neues zu (er)leben, andere Erfahrungen zu sammeln, Horizonte zu entdecken und mit meiner Kreativität spielen zu gehen.

Ich kündigte. Es fiel mir nicht leicht.

Auf Twitter las ich in der Zeit der Entscheidung zum Thema »Soll ich oder soll ich nicht« bei @Mountain_lover den schönen Tweed:

WILL ich das?

Will ICH das?

Will ich DAS?

Die Antwort auf diese Sätze war für mich in vielerlei Hinsicht: Nein! Nicht so. Nicht mehr!

In »meiner« Notaufnahme hatte sich – gerade in den letzten Monaten – unfassbar viel verändert. Es wurde und wird strukturell und personell umgebaut, neu sortiert, modernisiert, aufgestockt und vieles mehr. Manches ist von der Idee weiterentwickelbar und gut, manches ist einfach Kopf meets Tischplatte. Vieles wird sich ändern – auch um den gesellschaftlichen Strömungen Rechenschaft zu tragen. Es ist notwendig.

Vor zehn Jahren hätte ich vielleicht ob des möglichen Wandels begeistert die Ärmel hochgekrempelt. Heute seufze ich bei vielem nur noch.

Allein wenn ich die Worte »personal- oder kostenneutral« sowie »Arbeitskreis« lese, zucken meine Augen wir bei Shaun dem Schaf. Die Worte, die bedeuten: »Veränderungen? Aber warum denn. Weder gibt es mehr Personal noch mehr Geld für irgendwelche Annehmlichkeiten, die euer Leben verbessern würden. Und damit alle besänftigt werden, bilden wir einen Arbeitskreis, um das lange und ausführlich zu besprechen. Dann haben alle das Gefühl, es wurde was getan.«

Vielleicht muss wirklich der Pflegekarren mal so richtig an die Wand gefahren werden, bevor sich was tut in Sachen Überlastung und Unterbesetzung. Aber natürlich erst, nachdem ein Arbeitskreis gebildet wurde. Zwecks Prozessoptimierung und überhaupt. Erst mal so ein bis zwei Jahre wöchentlich zusammensetzen und darüber diskutieren, warum um Himmels willen die Pflege keine Lust mehr auf Pflege hat. Ging doch bisher auch!

Ich wollte es nicht mehr. Irgendwann ist es genug.

Ich wollte nicht mehr in – halten Sie sich fest – 34 verschiedenen Schichten arbeiten und jeden Tag neu überlegen, wann genau ich zum Dienst müsse.

Ich wollte nicht mehr dabei sein, wenn sieben neue Kollegen auf einen Streich angelernt werden wollen.

Ich wollte nicht mehr die Einzige sein, die alles gipsen kann und die Übersicht behält.

Ich wollte nicht mehr die »Mutti« für die jungen Ärzte sein. Die Verwaltungsfachangestellte, die sich zum Rapport einfinden muss, weil irgendeine Abrechnung von einem »Nicht-EU-Bürger« falsch aufgenommen wurde.

Für mich stimmte es nicht mehr. Veränderung tat not. Und so packte ich mein imaginäres Köfferchen mit 100 000 Erfahrungen, all den Lustigkeiten mit meinen

Kollegen, sieben Kulis und drei Paar Schuhen, Kaffeepads und Notfallgummibärchen, einer Schachtel Zahnstocher – woher auch immer die kamen –, zwei Paar
Socken, die mir eine Herzenskollegin schenkte, und
zog aus meinem Spind und meinem »alten« Leben aus.

Einer der Internisten kam an meinem letzten Tag zu
mir. Er herzte und drückte mich. Er bedankte sich für
den Spaß, den wir gehabt hatten, und für vieles mehr.
»Weißt du, Notaufnahmeschwester, ich habe so viel von
dir gelernt – du warst wie eine Mutter zu mir!«

Bei meinem allerletzten Gips wurde ich etwas weh-
mütig. Ich sagte zu dem Patienten: »Wissen Sie, das
hier ist mein allerletzter Gips im Leben – wenn alles gut
geht!«

»Warum?«, fragte er interessiert. »Gehen Sie in Rente?«

»Nach diesem Satz gehe ich wohl eher weinen!«,
sagte ich leicht vergrätzt. Hatte er nicht mein glänzen-
des Haar gesehen? Meinen frischen, rosigen Teint? Den
geschmeidigen Gang? Mein zugewandtes, herzliches
Wesen? In Rente? Also bitte!

Ich weinte und lachte gleichzeitig beim Verlassen
»meiner« Notaufnahme. Es wird mir so vieles fehlen.
Unendlich vieles. Und genauso viel auf keinen Fall
mehr. Aber das Abenteuer Leben wartet. Dieses Buch
ist ein Teil davon.

Acht Erkenntnisse aus meiner Zeit in der Notaufnahme

Ich habe in all den Jahren jede Menge Erkenntnisse gewonnen. Oh ja. Ich fasse mal zusammen:

1. Gelassenheit

Was man definitiv lernt und lernen muss, ist Gelassenheit. Das wusste ich schon damals – heute profitiere ich davon. Merkwürdige Patienten, besorgte Angehörige, erschreckende Krankheitsbilder, unzählige Kollegen, mit denen man im besten Fall klarkommt und denen man im schlechtesten zumindest nicht an die Gurgel geht. Es gibt so vieles, was mit Gelassenheit besser klappt. Oftmals hat man auch keine Wahl: Es nützt nichts, wenn man sich voller Emotionen in etwas hineinsteigert. Dafür gibt's keine Sonderpunkte in Authentizität, sondern höchstens noch mehr Verdruss. Es ist ein bisschen wie bei der Goldmarie in *Frau Holle*: Dinge, die anstehen, machen. Es kostet viel weniger Energie und Nerven, als wenn ich weiterhetze. Bestenfalls wartet am Ende der Schicht ein Topf voller Gold – in der Pflege bedeutet das: Ich habe heute so pflegen können, wie ich es wollte und konnte und es am besten war.

Gelassenheit ist ein unbedingt erstrebenswerter Zustand. Tatsächlich hilft mir diese Gelassenheit heute im Alltag, mit diesem oder jenem besser klarzukommen. »Immer erst rankommen lassen!«, sagte meine Freundin immer. Ich weiß zumindest, dass das Gras nicht schneller wächst, wenn man daran zieht. Dass Dinge einfach Zeit brauchen. Mitunter viel Zeit. Was mich gleich zum nächsten Punkt bringt, der das genaue Gegenteil von Gelassenheit ist. Die beiden schließen sich aber keinesfalls aus.

2. Ungeduld

Ich war und bin es gewohnt, schnell zu arbeiten. Da ist es umso ätzender, wenn man auf Mitmenschen trifft, die schneckengleich durch den Tag schleichen. Die mit aller Gemütsruhe ihrem Tagesgeschäft nachgehen, während man von einem Fuß auf den anderen trippelt. Die unendlich lange brauchen, um fünf Zahlen zusammenzurechnen oder die Pommes nach Schönheit zu sortieren. Ungeschickte Bewegungen, die einen schon beim Zusehen in den Wahnsinn treiben. Man möchte sie schütteln. Und ihnen gerne alles sofort aus der Hand nehmen. Ich bin vor allem ungeduldig mit Worthülsen geworden. Politiker, die sich vermeintlich schöne Sachen ausdenken und sofortige Hilfe versprechen: Geht mir weg. Taten statt Worte, du Lauch. Vorher glaube ich keinem mehr ein Wort. Ich bin sogar zu müde, die Augen bei unsinnigen Ideen zu rollen. So vieles – gerade in der Pflege – höre ich seit Jahren. Nichts hat sich geändert bisher. Der Vorteil ist: Innerhalb kürzester Zeit bin ich sensibilisiert dafür, ob jemand rumlabert oder ob ein echtes Interesse an der Lösung möglicher Probleme besteht. Das hat mich die jahrelange Arbeit in der Notaufnahme gelehrt: Laber Rhabarber ist meist wenig zielführend. Es ist größtenteils Zeitverschwendung. Ich vermeide es, so gut es geht.

3. Solidarität

Ich habe sie oft erlebt unter Kollegen. Dann hüllt sie dich ein wie ein warmer Mantel. Sie gibt Sicherheit. Zueinanderstehen ist ein großartiges Geschenk.

Und genauso oft erlebt man das Gegenteil. Das war und ist jedes Mal ein Schlag ins Gesicht. Diese »Schläge« kommen vor allem immer überraschend und aus einer Ecke, die man nie auf dem Schirm hatte. Bestärken Sie sich daher zunächst, wenn möglich, selbst. Im Zweifel – auch das hat die Erfahrung gezeigt – wird keiner für Sie Stärke zeigen.

Da ich aber lieber die Fülle denn den Mangel verwalten möchte in meinem Leben, ist Solidarität für mich selbst wichtig geworden. Haltung zeigen und verteidigen. Den andern stärken und auch schützen. Und nicht vergessen: Einen weiten Bogen um Spacken machen!

4. Keine weiteren Entschuldigungen und Erklärungen

Pflege zu »erklären« scheint wenig möglich zu sein. Ein bisschen Liebe, Berufung und Empathie, und fertig ist die Nächstenliebesuppe. Jeder scheint da Experte zu sein, der schon mal einen Wellensittich gefüttert hat.

Alle kennen sich aus. Ganz schön viel Meinung immerzu bei gleichzeitiger Ahnungslosigkeit.

Der Pflege, in der ich gearbeitet habe und die ich einst lernte, lag ein komplexes Wissen zugrunde, eine enorme Professionalität und ein gewisses Maß an Selbstreflexion. Nicht jeder Honk kann das leisten – auch das muss mal gesagt sein. Wenn Pflege gut sein soll, muss sie vor allem professionell und nicht ausschließlich von Berufung und Liebe getragen sein. Ich verstehe, dass vielen Kollegen die Haare vom Kopf abstehen, wenn irgendwie das »B-Wort« fällt. Denn es impliziert auch immer einen Hang zur endlosen Güte, Selbstaufopferung und Verzicht. Und natürlich braucht man dann auch keinen anständigen, angemessenen Lohn. Liebe bezahlt man nicht. Liebe schenkt man. Ach – hört mir doch auf.

5. Den Wandel begrüßen

Jeden Tag in der Notaufnahme sah ich, wie schnell die Welt aufhören kann, sich zu drehen – oder, im Falle eines Schwindels, umso schneller. Es ist also ein guter Ort, um zu kapieren, dass alles immer und ständig im Wandel ist, auch das eigene Leben. Überraschung! Dieser eigene Wandel geht immer einher mit zweierlei: dem sofortigen Wunsch, dass alles bitte schön so bleibt, wie es ist, und der Euphorie im Angesicht des Neuen. Es ist oft die Angst, die uns hindert, neue Wege zu beschreiten. Schaff ich das? Bin ich bereit dazu? Kann ich mich nach Jahren auf Neues einlassen? Werde ich je wieder so nette Kollegen haben?

Kürzlich traf ich eine ehemalige Ärztin. Ich kannte sie früher als echtes Hasenkind: unsicher, ängstlich, oft überfordert. Eine, die man nicht wachsen ließ, denn: »Jetzt ist Dienst, und du hast zu funktionieren. Komm klar!« Wir stellten fest, dass wir beide nun nicht mehr in der Klinik arbeiteten. Sie sagte: »Ich konnte mir ein Leben jenseits dieser Klinik nicht vorstellen. Niemals. Und dann ging ich. Und ich merkte, dass sich die Erde weiterdrehte und mein Leben sogar noch schöner wurde ohne die Belastung. Ich bekam Lust, etwas Neues auszuprobieren. Also reiste ich ein halbes Jahr durch Südostasien.« Ich staunte nicht schlecht. Ich hätte sie eher so eingeschätzt, dass sie bei der ersten Riesenspinne weinend zusammengebrochen wäre. Und nun diese Geschichte. Ihre ganze Körperhaltung war eine neue. Wir stellten fest, dass es eine gehörige Portion Mut und Überwindung kostet, aus dem Gewohnten auszubrechen. Und was es dann für ein befreiendes Gefühl ist, es getan zu haben. Und wie man merkt, dass das Leben einen trägt. Dass man nicht »zugrunde« geht.

Alles ist im Wandel. Wir sollten das auch für uns selbst in Anspruch nehmen. Bleiben Sie nicht in Strukturen, die Sie krank machen oder Sie langweilen. Es gibt ein Leben jenseits.

6. Lust auf Leben

Wenn man mit viel Krankheit und Leid zu tun hat, braucht es immer einen Ausgleich. Meine Lust auf Leben und Neues ist definitiv über die Jahre gewachsen. Angesichts des Wissens, dass eine kleine Unachtsamkeit, ein Blutgerinnsel oder was auch immer einem das Leben für immer vermasseln kann, werde ich immer mutiger. Mein Blog war ein Anfang. Der Berufswechsel ein anderer. Sie reihen sich langsam aneinander. Das, was mir das Leben bieten kann, will ich mit offenen Armen empfangen. Möglich, dass es dann auch Dinge geben wird, die mich überfordern oder an meine Grenzen bringen. Was mich allerdings die Jahre gelehrt haben, ist, dass das Bedauern schwerer wiegt auf der Lebensbilanzwaage als das Ausprobieren. Also los, Leben! Zeig mir was Schönes! Ich wäre da.

7. Vertrauen in die eigenen Fähigkeiten haben

Jahrelang verunsicherte mich eine Kollegin: Sie erzählte beständig von ihrer enormen Erfahrung – die sie auch hatte, keine Frage. »Ich hab schon so viel gesehen!«, war einer ihrer häufigsten Sprüche. Als Frischling in der Notaufnahme ist man erst einmal beeindruckt. Bis ich nach Jahren (manchmal brauche auch ich etwas länger) feststellte: Sie kocht auch nur mit Wasser. Ihre Erfahrungen habe ich nicht – aber meine eigenen. Und die sind mittlerweile so solide gewachsen, dass ich mich nicht mehr verunsichern lassen muss. So fing ich endlich an, meinen eigenen Fähigkeiten zu trauen. Daher kann ich heute guten Gewissens und locker aus der Hüfte sagen: Vertrauen Sie sich. Seien Sie dabei nicht großkotzig und reflektieren Sie sich selbst. Lassen Sie sich nicht kleinmachen von Leuten, die auch nicht mehr draufhaben als Sie. Lernen Sie Ihren Wert kennen und behalten Sie ihn im Herzen, wenn der nächste Verunsicherte um die Ecke biegt.

8. Ideen schmieden

Wir sind ja insgesamt wahnsinnig eingeschränkt in unserem Denken. Ich merke das oft an mir selbst. Einmal sah ich ein Video, wie einer im Stil von Keith Haring »Männchen und Gedöns« malte. Er malte und malte eine ganze Seite voll. Und immer wenn ich dachte: »Och – das ist hübsch so – hör auf«, malte er noch hier einen Kringel hin und dort ein Herz. Hier noch eine kleine Blume, und das Blatt wurde voller und voller. Es war für mich so eine Art »Augenöffner«. Weiterzumalen. Mehr zu machen. Das »Ganze« vollzukritzeln und sich nicht zu beschränken. Es wird Zeit, in anderen Bahnen zu denken, wenn wir uns selbst und andere »retten« wollen. Vieles – nicht nur im Gesundheitswesen – wird auseinanderbrechen, anders werden, sich verändern. Neue Fragen müssen gestellt werden. Wir brauchen mehr Ideen, die wir gemeinsam in die Welt bringen müssen. Die diskutiert werden wollen und bedacht. Das, was viele Jahre funktioniert hat, bricht in vielen

Bereichen gerade auf. Wir können so viel lernen von Kulturschaffenden: Bücher lesen, Musik hören – auch im Hinblick darauf, dass wir unser Leben mit anderen, inspirierenden Gedanken füllen.

Dank – Die anderen sind das weite Meer

In einer nicht repräsentativen Umfrage »Danksagung – Fluch oder Segen« hat »Segen« gewonnen. Sie kennen die Menschen nicht, denen ich viel zu verdanken habe. Trotzdem ist es mir wichtig, ihnen zu danken, sie zu preisen und ihnen zu huldigen.

Für alle, für die es »Fluch« ist: Schön, dass Sie mein Buch gelesen haben. Danke für Ihr Interesse, und bleiben Sie gesund! Mögen Sie ein erfülltes und heiteres Leben haben.

Der Rest lernt nun Menschen kennen, die für mich wichtig waren, sind und – wenn Gott will und wir leben – sein werden.

Ohne »meine« Notaufnahme würde es dieses Buch nicht geben. Daher danke ich allen, die mich auf diesem Weg begleitet haben. Ihr wart mir Inspiration und Verdruss, Hilfe und Stärkung, Freud und Leid. Ich danke euch, dass ich so lange Teil davon sein durfte.

Allen voran drücke ich meine Herzensdamen Katja, Evelyn, Anja und dazu Florian fest an mein Herz. Ohne die vielen Gespräche mit euch, die Bestärkung und das gegenseitige Wohlwollen, das uns umhüllte wie ein Mantel in kalten Tagen, wäre die Notaufnahme für mich nie der Ort gewesen, der er war. Ich war gesegnet mit Menschen wie euch an meiner Seite!

Knapp 21 Jahre sind eine lange Zeit, in der man vielen großartigen Menschen und etlichen Flachzangen begegnet. Deshalb nur einige wichtige: Ecki, Alex, Martina, Barbara und Thorsten, Tina und Tina, Michael, Elke und Ramona, Daniel und Bianca, Natascha und Sina, Ellibelli, Dagmar und Susi und Ingrid. Und viele, viele mehr.

Aber auch den Flachzangen sei ein Dank ausgesprochen. Schlechte Erfahrungen darf man nicht missen. Sie bringen einen ebenfalls im Leben weiter.

Ich danke auch all den unzähligen Patienten, die ich begleitet habe. Sie waren mir Lehrer, Förderer und ein Spiegel. Durch die Erfahrungen, die ich mit ihnen machte, wurde ich zu der, die ich heute bin. Durch alle Erlebnisse – im Guten wie im Schlechten – bin ich gewachsen. Das ist es, worauf es im Leben ankommt.

Ich danke den Kollegen meines Zweitjobs beim *Evangelischen Sonntagsblatt aus Bayern*, die mich in jeglicher Hinsicht unterstützt und mir den Freiraum für dieses Buchprojekt gegeben haben. Meiner Familie. Ich danke euch, dass ihr um mich herum seid. Meinen Eltern, die den Grundstein für mein Leben legten. Die mir die Liebe zu Musik, Kunst und gut erzählten Geschichten auf den Weg gaben. Die immer Anteil nahmen und nehmen und mit denen es sich so vortrefflich über das Menschsein plaudern lässt.

Alexander – meinem Mann –, dem Herrn über die Wäsche und die Spülmaschine. Ohne deine »stille« Unterstützung und den vielen Alltagskram, den du mir vom Hals gehalten hast, und ohne die Freiräume, die du mir schufst, wäre dies hier nicht möglich gewesen. Hinter jeder »starken« Frau steht ein Mann, der seufzend – manchmal auch zeternd – die Töpfe spült. Der die Zweifel aufhält, die Rechtschreibung korrigiert und neue Tintenpatronen bestellt.

Nikel, meinem ältesten Sohn, der mich immer wieder störte mit »superklasse Memes, die du dir JETZT SOFORT anschauen musst, denn sie bereichern dein Leben!«. Was mich vor allem bereicherte, war, dass du diese Momente mit mir teilen wolltest. Und ja – manchmal musste ich auch über diesen Kram lachen. Tage später. Manche dieser superlustigenwahnsinnigwichtigennochniegesehenen Memes scheinen eine Retard-Wirkung zu haben.

Paul, dem Zweitgeborenen: Dir danke ich, dass deine YouTube-Gamervideos so laut im Hintergrund liefen, dass sie mir in Fleisch und Blut übergegangen sind. Dank dir kenne ich nun eine Fülle an Wörtern zusätzlich zu meinem eigenen Wortschatz, die ich sonst verpasst hätte. Dein »Pass auf dich auf, Mummeln« versüßte meinen Tag, wann immer ich zur Tür hinaustrat.

Simon, dem Jüngsten. Dein Sprachwitz, deine Lebendigkeit und deine Beharrlichkeit haben mir oft einen Spiegel vorgehalten. Du bist wunderbar. Einmal, als ich auf die Schicht ging, sagtest du an der Tür zu mir: »Mach mich stolz, Mama!« Vielleicht ist es mir ja unterdessen gelungen.

Meiner Schwester, die so oft über meine Geschichten gelacht hat, dass ihr manchmal das Kaltgetränk aus dem Gesicht schoss. Deren Lebendigkeit, Gespür und Suche ich liebe. Ebenso wie ihre Tochter Rosina. Irgendwann, meine Liebe, haben wir die Skills drauf, wie man eine richtig tolle Torte backt! Bis dahin üben wir!

Genau für diese, meine Familie schrieb einmal Mascha Kaléko:

Denn all die Stürme, die mich trafen,
Sie ließen meine Segel leer.
Die Anderen sind das bunte Meer,
Ihr aber seid der Hafen.
(Frei nach Mascha Kaléko: »Für Einen«, 1934, Aus: *Das lyrische Stenogrammheft*)
(Und in Wahrheit schrieb sie es natürlich für »Für Einen« und nicht für meine Familie!)

Ich danke Erik Riemenschneider, der mich mit meiner wunderbaren Agentin Dr. Hanna Leitgeb zusammenbrachte. Sie nannte mich einmal ihren »schönen Zeitvertreib«. Spätestens da war's um mich geschehen!

Lisa Krämer vom Penguin Verlag, die mir einen zauberhaften Brief schrieb. Wie konnte ich da widerstehen? Ich halte diesen Brief in Ehren. Danke!

Birthe Vogelmann, meiner Lektorin. Spätestens als sie – wie ich – auf den ganzen Höflichkeitsschnörkelkram à la »Mit herzlichen Grüßen« verzichtete, wusste ich: Das wird super, das wird rund. Wie man Schönes in noch Schöneres umwandeln kann, bleibt mir ein Rätsel und verdient meine absolute Hochachtung. Es war mir eine Freude.

All den Herzensmenschen, die mich auf diesem Weg begleitet, bestärkt und ermutigt haben, im realen wie im virtuellen Leben – ihr wisst hoffentlich, wer gemeint ist.

Ohne Birgit wären diese Geschichten nie aufgeschrieben worden.

Das Internet ist ein guter Ort. Ohne euer Interesse, die Kommentare und das Miteinander-Lachen wäre mein Leben bedeutend farbloser. Ich danke euch für die unendliche Inspiration auf allen sozialen Netzwerken. Ich drück euch virtuell. Ganz doll!

Ich danke an dieser Stelle auch ausdrücklich Ingo, der mir mal schrieb: »Schreib doch lieber ein Lied. Gute Musik gibt's zu wenig. Lesen tut doch eh keiner mehr!«

Schätzelein: Challenge accepted! Hold my beer!

Monja – du kommst ganz zum Schluss, denn in deiner intellektuellen Bücherwelt gibt es keine Danksagungen. Was ich anprangere! Danke!

Bleiben Sie gesund! Vertrauen Sie dem Leben.

Ihre Notaufnahmeschwester

Wahre Storys aus der Medizin –
für alle Fans von Dr. House & Co.

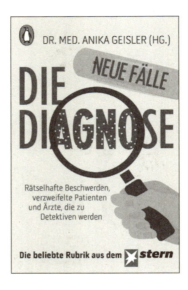

Sie müssen die zahlreichen Befunde und rätselhaften Symptome ihrer Patienten wie ein Puzzle zusammenfügen, um auf die richtige Spur zu kommen. Das gelingt durch Wissen und Erfahrung – und manchmal ist es auch Intuition, die Ärzte bei ihrer akribischen Detektivarbeit auf die richtige Spur bringt. Im Magazin »stern« berichten Ärzte in der beliebten Rubrik »Die Diagnose« von ihren außergewöhnlichsten Fällen. Die Medizinredakteurin und Ärztin Anika Geisler hat nach dem großen Erfolg des ersten Bandes achtzig neue spannende Fälle ausgewählt. Denn für die Patienten ist die korrekte Diagnose die größte Erlösung, auch wenn dann die Therapie erst richtig losgeht …

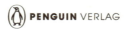

Jetzt reinlesen auf www.penguin-verlag.de

Mitreißend, eindringlich und humorvoll – der neue grandiose Familienroman der Bestsellerautorin!

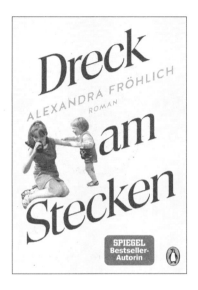

Als der Großvater stirbt, kommen Johannes, Philipp, Jakob und Simon erstmals wieder in ihrer Heimatstadt Hamburg zusammen. Dass Opa ihnen eine Kiste mit alten Familiendokumenten vererbt hat, interessiert sie nur wenig. Die Brüder wollen sich weder an ihre Kindheit erinnern noch etwas über das Leben des schrägen Großvaters erfahren, der damals aus dem Nichts auftauchte und bei ihnen einzog. Dann überredet Simon seine Brüder, die Kiste doch zu öffnen. Zum Vorschein kommt ein Tagebuch, dessen Inhalt die Geschwister zwingt, sich endlich mit ihrer Familiengeschichte auseinanderzusetzen. Denn Opa hatte Dreck am Stecken. Und zwar nicht zu knapp …

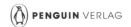

Jetzt reinlesen auf www.penguin-verlag.de

Eine wunderbar inspirierende Geschichte für mehr Gelassenheit und Achtsamkeit im Leben

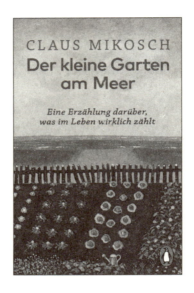

Niklas, Anfang 30, gerade arbeitslos geworden und irgendwie entwurzelt, beschließt eine Auszeit in Andalusien. Dort begegnet er Señor Gonzalez, einem alten Gärtner, der seit Jahrzehnten Gemüse auf natürliche Weise anbaut. Zuerst besucht Niklas den alten Mann hin und wieder, dann hilft er ihm täglich einige Stunden bei der Gartenarbeit. Dabei lernt Niklas nicht nur etwas über den Anbau von Tomaten, sondern vor allem etwas über Gelassenheit, Achtsam- und Genügsamkeit. Señor Gonzalez, sein Wissen und seine Weisheit öffnen Niklas die Augen und helfen ihm, sein Leben neu auszurichten.
»Eine Geschichte, die beweist, das die Weisheit im Garten gedeiht.« *ma vie*

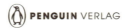

Jetzt reinlesen auf www.penguin-verlag.de

Die ultimative Gebrauchsanweisung für Söhne

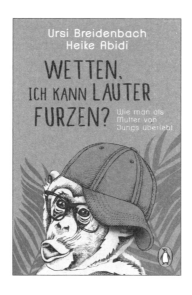

Junge, Junge! Söhne bedeuten für jede Mutter die ultimative Herausforderung: Wie Jungs wirklich ticken, können Frauen nur erahnen … bis sie männlichen Nachwuchs bekommen. Plötzlich dreht sich ihr Leben um Bagger, Fußball, Dinosaurier und Laserschwerter. Doch wer wird sich davon schon abschrecken lassen? Jungs sind wunderbar liebevoll, herrlich direkt, unglaublich lustig und einfach nur fantastisch. Und auch wenn sie Mutter manchmal nerven können: Mit Liebe, Gelassenheit und Humor erträgt frau sogar Formel-1-Rennen, müffelnde Socken und Star-Wars-Filme!

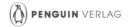

Jetzt reinlesen auf www.penguin-verlag.de